COMPRENDE TUS EMOCIONES

Comprende tus emociones

Enrique Rojas

ESPASA

Obra editada en colaboración con Editorial Planeta – España

© Enrique Rojas, 2023

Diseño de portada: Planeta Arte & Diseño
Ilustración de portada: © Agustín Escudero

© 2023, Editorial Planeta, S. A. – Barcelona, España

Derechos reservados

© 2024, Editorial Planeta Mexicana, S.A. de C.V.
Bajo el sello editorial ESPASA M.R.
Avenida Presidente Masarik núm. 111,
Piso 2, Polanco V Sección, Miguel Hidalgo
C.P. 11560, Ciudad de México
www.planetadelibros.com.mx

Primera edición impresa en España: noviembre de 2023
ISBN: 978-84-670-7123-8

Primera edición impresa en México: febrero de 2024
ISBN: 978-607-39-0853-5

Impreso en los talleres de Litográfica Ingramex, S.A. de C.V.
Centeno núm. 162-1, colonia Granjas Esmeralda, Ciudad de México
Impreso en México – *Printed in Mexico*

A mis hijas Marian e Isabel Rojas Estapé,
que siguen mis pasos en el apasionante oficio
de bucear en la mente humana
aliviando los problemas psicológicos.

ÍNDICE

INTRODUCCIÓN: JUSTIFICACIÓN DEL TÍTULO DEL LIBRO

Este es un libro sobre la afectividad. Está centrado en los principales sentimientos y sus dos caras: alegría y tristeza, amor y desamor, paz y ansiedad... la vertiente positiva y la negativa. Es una exploración que bucea en las características de cada uno de ellos. Voy perforando superficies y me adentro en la selva espesa del mundo afectivo. Sería mejor poner en el título la palabra *sentimientos*, pero hoy en el lenguaje coloquial el termino *emoción* tiene una mayor aceptación, suena mejor y acerca más al lector medio a lo que es este paisaje interior.

Paseo la mirada por cada uno de esos binomios: amor--desamor, alegría-tristeza, paz-ansiedad, felicidad-infelicidad, y así sucesivamente. Me abro paso entre masas de pensamientos y en ese bosque espeso trato de describir el perfil de cada uno de ellos.

El tema esta erizado de dificultades. El águila bicéfala mira hacia el pasado y hacia el futuro, va hacia atrás y adelante. Serpentea su mirada aquí y allá.

La cultura es libertad y la sabiduría tiene más peso: la primera es plana y abre senderos, la segunda es vertical y abre horizontes. Mi descripción está poblada de observaciones psicológicas donde los conceptos se cruzan, se atraviesan, y las fronteras se hacen difusas, etéreas, desdibujadas, borrosas, vaporosas... las fronteras pierden su geografía. Es la apoteosis de la movilidad afectiva: todo pasa de ser sólido a líquido, se superponen los límites entre el amor, la alegría, la paz, la felicidad... Todos ellos desfilan ante mi mirada y trato de apresarlos, y se escapan, porque son llanura y cima, camino y posada. El caudal léxico fluido es físico y psicológico, bioquímico y de conducta. Y me sumerjo en los orígenes biológicos y aparecen el cortisol, la dopamina, la serotonina y un largo etcétera.

Los bosques frondosos bajan a refrescarse en la vaguada. Todos necesitamos beber en las aguas transparentes de los grandes sentimientos. Ojalá que mis lectores conozcan mejor la oceanografía de la afectividad y sus aguas más profundas.

Madrid, 19 de octubre de 2023

¿Qué son los sentimientos?*

1

Definiciones

Los sentimientos pertenecen al campo de la *afectividad*, que procede del latín, *affectatio-affectationis*: impresión interior que se produce por algo. *La afectividad está constituida por un conjunto de fenómenos de naturaleza subjetiva, diferentes de lo que es puro conocimiento, que suelen ser difíciles de verbalizar y que provocan un cambio interior en cinco vertientes: física, psicológica (vivencial), de conducta, cognitiva (se refiere al procesamiento de la información) y asertiva (plano social).*

Toda la afectividad se mueve entre polos contrapuestos: *placer-displacer, excitación-tranquilidad, tensión-relajación, aproximación-rechazo y activación-bloqueo.* Lo iremos viendo en la serie de pares antinómicos, en donde cada

---

* Buena parte de estas ideas fueron expuestas en Buenos Aires, en el Palacio Duhou, el 3 de mayo de 2023, ante un nutrido grupo de profesores universitarios y representantes de la YPO Argentina.

segmento afectivo tiene dos caras contrapuestas. La psicología se ocupa, entre otras cosas, de conocer y comprender ese mundo sentimental[1].

Voy con la aproximación de definir qué es un sentimiento. E intentaré captar lo que realmente sucede en él, pues no es fácil encontrar una definición unívoca, ya que puede ser vista desde el punto de vista psicológico, desde la neurociencia o desde el ángulo de la filosofía. El tema es apasionante y complejo.

El *sentimiento es un estado de ánimo, positivo o negativo, que nos acerca o nos aleja a la persona o al objeto que aparece delante de nosotros.* Los estados de ánimo son paisajes interiores, vivencias que son la forma habitual como funciona la afectividad. Sería como decir que la forma habitual en que uno va de Madrid a Buenos Aires es en avión, el modo más frecuente. Los sentimientos son la vida regia de la afectividad. El modo más común de vivir el mundo de la afectividad. *El sentimiento es un constructo afectivo que evalúa la realidad que tenemos delante. Es una disposición afectiva hacia una persona, hecho o cosa, que nos lleva a acercarnos o alejarnos.* Los sentimientos son más duraderos. La sensación afecta más al cuerpo, el sentimiento afecta más a nuestra afectividad (uno es más exterior, el otro es más interior). Me duele la cabeza y estoy triste, tengo un problema respiratorio y estoy preocupado... La *sensación*

---

1. Voy a dar una definición descriptiva de la psicología: es la ciencia que tiene como objeto la *conducta*, como medio la *observación* y como fin la *felicidad*.

consiste en una relación con mi cuerpo. Mientras que el *sentimiento* en una relación conmigo mismo y con el otro.

El sentimiento implica un procesamiento afectivo que es físico, de conducta, cognitivo (afecta al modo de procesar la información que en ese momento nos llega) y asertivo (que afecta a nuestra relación social) que se localiza en distintas áreas del cerebro, principalmente en el área prefrontal, en la corteza temporal superior. Insisto, son cuatro las vertientes implicadas: física, de conducta, cognitiva y asertiva.

Los sentimientos son un estado afectivo que se acompaña de un pensamiento específico y que no tienen manifestaciones fisiológicas. Ellos evalúan nuestra realidad y nuestro entorno, nos dan una información afectiva de cómo estamos en esos momentos. Los sentimientos son bloques informativos sobre la afectividad reposada; son un termómetro de nuestra vida privada; son un lenguaje interior, una especie de *balance psicológico* inconsciente, que repasa casi sin darnos cuenta el *haber* y *debe* más íntimo, y en él se barajan partidas muy distintas, aunque con un nexo común. Los sentimientos son, por tanto, como un ordenador que evalúa la cuenta de resultados de nuestra vida en su conjunto, *nuestra vida y milagros*, como decimos en el lenguaje coloquial.

Por el contrario, *la emoción es un estado afectivo más breve e intenso, que siempre se acompaña de manifestaciones físicas y suceden como respuesta a una situación concreta.* Pensemos en el miedo: aparece taquicardia, dificultad respiratoria, sudoración, inquietud, desasosiego, falta de

aire... En la ansiedad, si es de cierta intensidad, esos síntomas físicos se pueden hacer más intensos: opresión precordial, dificultad respiratoria, aumento de la motilidad muscular y temores difusos que van desde el temor a perder el
control o miedo a volverse uno loco o a la muerte... Todo
ello no lo expresa así esa persona, sino que somos los especialistas en psicología y psiquiatría quienes hacemos esa interpretación. En ellos se producen respuestas neurobioquí-
micas y hormonales (es la vertiente física o fisiológica). Por
tanto: son más breves e intensas que los sentimientos. La
emoción es más momentánea y nos arrebata con su fuerza:
la ansiedad, la crisis de pánico, la ira.

*Las emociones son respuestas complejas afectivas que
se acompañan de un correlato fisiológico, de conducta,
cognitivo y asertivo claro y fuerte, de una duración corta.* Eso significa que hay el siguiente recorrido: *estímulo
desencadenante-respuestas en los cuatro planos mencionados: fisiológica, de conducta, cognitiva (o mental) y
asertiva (o social).* Pongamos un ejemplo: alguien se da
cuenta de pronto de que han robado en su casa y que le
han quitado las joyas que guardaba en una caja fuerte, y
ese estímulo negativo provoca una reacción amplia que va
desde el bloqueo o la paralización de la conducta, pasando por una serie de síntomas físicos: taquicardia, sudoración, pellizco gástrico, sensación de dificultad respiratoria, sequedad de boca...; y también manifestaciones
cognitivas: pensamientos de dudas hacia qué personas cercanas han podido hacerlo, ideas de revancha, distorsiones
de la percepción de la realidad...; y en el terreno asertivo,

social: rechazo a ciertas personas, pensar mal de gentes del entorno, etc.

Pongo otro ejemplo: una persona que tiene una relación sentimental de algo más de un año y que, después de una serie de diferencias de cierta importancia y discusiones y choques psicológicos, decide dejar a la otra, que no esperaba esa reacción; aparece *una respuesta afectiva a esa pérdida* que sirve de estímulo desencadenante y asoman esa *tetralogía de respuestas:* opresión en el pecho, respiración jadeante, despeño diarreico inmediato..., llanto, contracción de los músculos faciales[2], además de pensamientos obsesivos de los que no se puede librar... y esto le lleva a aislarse de la gente y sumergirse en esa melancolía envolvente.

Las pasiones son estados afectivos más intensos que las emociones y que tienden tanto a nublar la razón como a pasarla a un tercer o cuarto plano de nuestra conducta. Su componente físico es menos importante en general que las emociones, y como en los anteriores hay una participación considerable bioquímica y hormonal, además de las mencionadas: de conducta, cognitiva y asertiva (se refieren al comportamiento, al modo de organizar mentalmente lo que está sucediendo y tienen una repercusión social). Pensamos en una persona que lleva muchos años casada, con una re-

---

2. Aquí aparece la teoría de Izard del *feeback facial*: él plantea la existencia de muchos sistemas interrelacionados, como son el motor, el perceptivo, afectivo-cognitivo... y cada emoción tiene un patrón de expresión concreta; no es lo mismo la ira que el pánico o la sorpresa, o una amenaza para la integridad personal... Cada emoción tiene una respuesta distinta. Véase el libro de C. E. Izard, J. Kagan y R. B. Zajonc (eds.), *Emotions, cognition and Behavior,* Cambridge University Press, Cambridge, 1984.

lación afectiva positiva, que en un breve tiempo se enamora de otra persona mucho más joven, que no puede quitársela de la cabeza y le lleva romper su vida sentimental anterior. No es fácil darle argumentos que se mantengan en su línea anterior. Los instrumentos de la razón pasan a un tercer o cuarto plano[3]. La misma palabra *passio*, del latín, significa algo que se padece, como si no pudiera ser evitado o fuera más fuerte que nosotros mismos. Es vigoroso, intenso, rotundo y nos invade con su contenido. Se dice: «Esa pasión es más fuerte que yo, me arrastra, puede conmigo». Cada edad tiene sus pasiones. Es la poderosa polarización de un deseo.

Y la cuarta experiencia afectiva es la *motivación*. Esta palabra procede del latín, *motus:* lo que mueve, lo que empuja, lo que tira de nosotros para hacer algo. *Son estados afectivos que mueven, que empujan la conducta hacia un objetivo determinado que aparece como positivo, como bueno para uno.* Pueden ser de distintos tipos: físicas, psicológicas, profesionales, sociales, culturales y espirituales; y cada una de ellas se abre en abanico. Activa al ser humano con mucha eficacia. Por ejemplo, lo que hace una persona para adelgazar (físico), lo que hace otra por encontrarse a sí misma (psicológica), lo que lleva a alguien por tener relaciones sociales sanas y que le aporten (sociales), el esfuerzo por aprender un idioma o sacar una oposición jurídica

---

3. Remito al libro de Helen E. Fisher, *Anatomía del amor*, Anagrama, Madrid, 2004. Ahí se exploran de forma científica cómo las pasiones oscilan, saltan, suben, bajan, y los vínculos afectivos no rompen o inician andaduras insospechadas.

o médica (profesional), la lucha por tener un mayor conocimiento (cultura) o aquel otro que quiere saber de dónde
venimos o a dónde vamos o qué sentido tiene la vida y la
muerte (espiritual)[4].

Maslow habló de la jerarquía de necesidades en su célebre pirámide de motivaciones. Desde las más básicas (ham-
bre, sed, necesidades fisiológicas, etc.), pasando por la seguridad, la autoestima, la necesidad de amar y ser amado…
hasta la autorrealización.

Límites borrosos en la afectividad

Quiero subrayar que las fronteras entre estas cuatro experiencias afectivas que acabo de comentar —*sentimientos,
emociones, pasiones y motivaciones*— son borrosas, desdibujadas, imprecisas, vagas, de contornos mal limitados y
unas y otras se cruzan y se implican y hacen difícil una de-
limitación clara y conceptual.

El campo magnético de la afectividad forma una telara-
ña compleja en la que los conceptos se entremezclan, se

---

4. Hay una distinción muy interesante entre *instintos y tendencias*. Los
primeros se refieren al campo animal y son impulsos que se disparan automá-
ticamente, siguiendo la relación *estímulo-respuesta*. Están inscritos en la naturaleza, tienen una base fisiológica y se ponen en marcha como patrones de
conducta fijos, no aprendidos: el pollo recién salido del cascarón anda, salta,
come, busca a su madre, se defiende del frío y del exceso de calor, evita un peligro, huye de una posible amenaza…, y todo eso se descarga de forma automática. Los segundos, las *tendencias*, pertenecen al ámbito humano y son los
instintos animales pero que pueden ser gobernados por la inteligencia, la afectividad y la voluntad…, y el ser humano puede negarlos, vencerlos, orientarlos,
aplazarlos, educarlos…

confunden, avasallan, entran y salen, suben y bajan, giran, se esconden y luego vuelven a aparecer. Todo esto da lugar a una tupida red de significados, en donde la imprecisión está a la orden del día. Es una continua, cambiante y bulliciosa dinámica que se mueve dentro del mundo de la afectividad, y muchas veces no es fácil definir dónde estamos, en qué afecto estamos detenidos...

Quiero ir deslindando los sentimientos que a mí me parecen más destacados y habituales en el ser humano e intentar apresarlos. Ingeniería de vericuetos y puentes levadizos y caminos serpenteantes ajedrezados de afectos de la más variada condición. En una palabra, el catálogo y el diccionario de la afectividad en borroso, impreciso, opaco.

Todas las respuestas afectivas, especialmente las tres mencionadas en el orden propuesto —*sentimientos, emociones y pasiones*—, son, de alguna manera, *respuestas psicológicas*, aunque, en ocasiones, eso no es fácil de determinar, pero voy a sistematizar cómo se desarrollan los hechos para poder valorarlos de una forma lo más ordenada posible:

1. Intentar descubrir los *factores predisponentes y desencadenantes*. Los primeros son más amplios y tienen una mayor longitud temporal; los segundos son más cercanos y debemos objetivarlos al máximo. Pongamos un ejemplo: una mujer lleva tiempo estresada porque ha tenido una pieza dentaria en mal estado y luego ha pasado el COVID por segunda vez y después ha tenido un problema en un pie por una caída... y esto la ha obligado a acudir a muchas visitas

médicas y rehabilitación: estos son factores de fondo, *predisponentes;* pero, de pronto, ha tenido un problema grave con una hija adolescente, ha descubierto que está consumiendo drogas, tiene un fracaso escolar serio y, como consecuencia de eso, han tenido una fuerte discusión en donde la hija le ha faltado gravemente al respeto y se ha hundido... este sería un factor *desencadenante.*

2. Observar después la *respuesta multidimensional* y anotarla en sus diferentes apartados de forma ordenada.

3. *Respuesta física:* síntomas concretos de carácter corporal y que es consecuencia de las hormonas que se activan. Si se trata de algo positivo, la voz cantante la lleva la dopamina; si es estresante y exige un estado de alerta, el cortisol.

4. *Respuesta de conducta* observables: cara, motilidad, expresiones de comportamiento, que van desde la contracción de la frente a la apertura de los párpados, pasando por expresiones faciales típicas de esas circunstancias o el llanto o morderse los labios o el temblor de las manos o la cara pálida...

5. *Respuesta cognitiva:* qué sucede en la mente de esa persona y cómo procesa su cerebro todo lo que está ocurriendo, y para eso es necesario preguntarle a esa persona qué está pasando por su cabeza, qué hay en ella...

6. *Respuesta asertiva o social:* cómo es en relación con el contexto que le envuelve socialmente, sabiendo que

en los sentimientos de tristeza unos buscan la soledad y otros, la compañía; cada uno lo expresa según su forma de ser.

7. *Nivel de adecuación*: si la respuesta que ha habido es apropiada, coherente, hay una buena proporción estímulo-respuesta. Una persona que suspende un examen final de una asignatura universitaria no puede tener ideas y/o tendencias suicidas, es desproporcionado, inadecuado, impropio.

8. Debe haber una *respuesta que sea afectiva y racional a la vez*. Como iremos viendo en el curso de las páginas de este libro, las tres grandes herramientas de nuestro patrimonio psicológico son la afectividad, la inteligencia y la voluntad. Aquí las dos primeras deben ir más o menos unidas, formando un cierto binomio.

9. Debemos anotar la *evolución física, de conducta, cognitiva (mental) y asertiva (social)*. Si el hecho es objetivamente menor, debe ir desapareciendo con el paso de un cierto tiempo.

10. Al mismo tiempo debemos saber que cada sentimiento, emoción o pasión produce cinco hechos psicológicos que se desprenden de ahí y que también debemos catalogarlos. Y son dobles: *placer-displacer, excitación-tranquilidad, tensión-relajación, aproximación-rechazo y activación-bloqueo*. Este esquema es muy útil para ordenarlos y saber cómo funcionan dentro de nosotros y nos da una información de lo que realmente está sucediendo *dentro* y *fuera* de nosotros.

Pongo un **caso clínico:**

Una persona ha tenido una crisis de pánico conduciendo en carretera, semanas antes se quejaba de estrés de trabajo y de llevar demasiadas actividades profesionales, casi sin tiempo libre más que para el sueño de la noche. Nos lo relata él en primera persona:

«Iba conduciendo por una de las carreteras de salida de Madrid, después de unos días trepidantes de trabajo, cuando ya desde primera hora de la mañana me sentía tenso, con inquietud por dentro, una especie de malestar que no sabría bien definir y un fondo como irritable, nervioso... y poco a poco noté una opresión en el pecho, dificultad para respirar, como si me ahogara, y mucho miedo... creí que era como un infarto, me temblaban las manos, sudaba mucho... Esto duró no más de cinco minutos, pero a mí me pareció una eternidad. Paré el coche, busqué un servicio de urgencia en donde me atendieron, me hicieron un EEG, unos análisis de sangre y me dijeron que no tenía nada. Yo me quedé extrañado. Varios días más tarde fui a mi médico de cabecera y me dijo que eso había sido un episodio fuerte de ansiedad. Lo cierto es que a raíz de esto que me pasó, le cogí miedo al coche, empecé a no cogerlo... y el psiquiatra me ha dicho que ahora lo que tengo es *fobia a conducir en carretera*, es decir, que evito coger el coche. Yo la verdad es que tengo un gran temor a que vuelva a repetirse».

Hay en esta persona dos diagnósticos sucesivos: primero, una *crisis de pánico*, desencadenada por un estrés de trabajo y en la que participan, desde el punto de vista de la anatomía cerebral, la *amígdala*, que está situada en la base del cerebro en el lóbulo temporal, que está en el punto de intersección de nuestra vida emocional y cuyos responsables, desde el punto de vista bioquímico, son el cortisol (la hormona de la ansiedad y del estado de alerta) y la adrenalina (que produce un nudo en el estómago y taquicardias y disnea respiratoria).

El segundo diagnóstico es *fobia a conducir en carretera*, y significa dos cosas muy concretas: un miedo extraordinario, invencible, que le domina y no puede vencer, y que tiene dos notas: evitar y/o aplazar el coger el coche para hacer este tipo de recorrido[5].

Vemos a continuación las cinco posibles posturas posteriores:

1. *Displacer*: esa *crisis de ansiedad* produce un estado físico y psicológico de gran dolor y sufrimiento, con anticipaciones negativas que se abren en la mente de esa persona.

2. *Excitación*: todo es vivido de forma amenazante, como anticipación de lo peor. En los casos más graves, el paciente percibe tres espectros amenazadores que son: el temor a la muerte, el temor a la locura y

---

5. La diferencia entre *miedo* y *fobia* es la siguiente: en el primero hay un temor de cierta intensidad que puede ser vencido con voluntad o estrategias personales (tomar una copa de vino o de coñac o un tranquilizante o algo que a ese sujeto le sirva y le ayude); en el segundo, el temor es de tan intensidad, tan fuerte, que se hace insuperable y muestra dos comportamientos: evitar y/o aplazar, con lo cual, la fobia se va haciendo crónica y, al pasar el tiempo, es más costosa la vuelta atrás.

el temor a perder el control. Esto no lo dice el suje-to[6], sino que la exploración fina del psiquiatra deduce estos tres contenidos.

3. *Tensión*: es una vivencia de incertidumbre, de malestar psicológico, nerviosismo, tirantez, a menudo difícil de expresar[7].

4. *Rechazo*: como consecuencia de todo lo anterior, ese sujeto aparta, aleja, echa fuera la experiencia tan negativa que ha vivido en ambos diagnósticos.

5. *Activación:* se produce un miedo anticipatorio, un estar en guardia, al acecho, pensando en la posibilidad de que se repita esa crisis y de ese modo vive el presente empapado de un futuro incierto, temeroso, presentimiento de malos augurios... Presentir es, como su nombre indica, una experiencia afectiva de adelanto pesimista.

---

6. Por eso es importante escuchar el relato de nuestros pacientes y saber resumir lo que sienten. Entender y comprender: ir hacia alguien y ponerse en su piel.

7. El paciente con cultura sí encuentra palabras para relatar lo que le sucede y ese nos ilustra con su verbo.

Clasificación
2 de los sentimientos

Los sentimientos son estados de ánimo, positivos, negativos o neutros, que nos traen información sobre cómo nos encontramos. Mientras la inteligencia pretende conocer la realidad, distinguiendo lo accesorio de lo fundamental, la voluntad es la capacidad para querer algo con una cierta firmeza y conseguirlo eligiendo una cosa y renunciando a otras. Si la inteligencia abre una ventana para acercarse a lo que ve, la voluntad implica decidirse, optar por un camino y avanzar, pero con el útil imprescindible de la motivación. En cambio, *el sentimiento es un paisaje interior que refleja lo que está sucediendo en la intimidad de la persona.*

En la siguiente clasificación aparecen los principales tipos de sentimientos que se pueden manifestar según mi visión del tema. Es importante dilucidar las diferencias e intentar agruparlos de alguna manera, aunque no sea sencillo, ya que en bastantes ocasiones se enredan y mezclan unos significados con otros, y contenidos en principio distantes se aproximan. Como he comentado al principio de este texto, los límites entre unos y otros se hacen borrosos, desdibujados, imprecisos… como si fuera difícil apresarlos, detenerlos, quedarnos con la esencia de su contenido. Voy con ellos.

1. *Pasajeros y permanentes.* En los primeros todo es transitorio y fugaz, responde a un primer entusiasmo que se desvanece en poco tiempo; son frecuentes en la adolescencia y en las personas inmaduras, incapaces de calibrar una relación afectiva de forma adecuada, sabiendo que la vivencia de los sentimientos necesita tiempo para echar raíces. Esto lo vemos en los enamoramientos juveniles, que pasan de un cenit casi inmediato a su desvanecimiento temprano.

   En los sentimientos permanentes no existe el aspecto fugaz y efímero; por el contrario, suele faltar ese desbordante entusiasmo esencial, su génesis es más pausada, pero poco a poco se van haciendo más estables y duraderos, arraigando con fuerza y persistiendo en una estabilidad progresiva.

2. *Superficiales y profundos.* Los sentimientos superficiales son aquellos que de alguna manera forman el entramado diario de nuestra vida, los que afectan a la capa más epidérmica de nuestra intimidad y personalidad. Por tanto, no dejan huella y desaparecen con rapidez[1]. Los sentimientos profundos son de sig-

---

1. Esto suele suceder con las noticias de prensa negativas e impactantes. Nos quedamos atrapados en ellas, y por la bulimia de informaciones nocivas, pronto desaparecen.

no contrario, afectan más interiormente a la psicología y, de alguna manera, la conmueven, la alteran, la distorsionan. Su impacto deja una señal, una marca, un rastro de lo que en realidad han significado para uno. En ocasiones, esa profundidad puede ser terrible: si su paso es negativo, estamos ante los traumas biográficos; si es positivo, ante los recuerdos gratificantes.

3. *Simples y complejos.* Los simples se caracterizan por un contenido elemental, claro y preciso; los complejos convierten la experiencia vivencial en algo sui géneris, infrecuente, extraño y, por consiguiente, difícil de exteriorizar.

4. *Motivados e inmotivados.* Los motivados tienen como principal exponente la comprensión y como objetivo buscar un motivo que justifique ese humor afectivo. Los sentimientos inmotivados son característicos de los niños y adolescentes, que aún no tienen una afectividad sólida, pues presenta oscilaciones imprevistas que los atraen y los llevan de una manifestación afectiva a otra. Ahí tiene una enorme importancia la aparición de pensamientos intrusos negativos[2] difíciles de controlar. Asimismo, predominan en todas las enfermedades depresivas y an-

---

2. Una labor que hacemos en la psicoterapia es enseñar a pensar de forma sana y echar fuera de nuestro espacio mental ideas negativas o cargadas de malos presagios que se cuelan allí y distorsionan toda nuestra realidad. Véase el libro de Henry T. Hamblin, *The Power of Thought*, Ed. Sirium, Londres, 2021.

siosas, cuyos movimientos anímicos son sobre todo injustificados, debidos a desórdenes bioquímicos cerebrales.

5. *Positivos y negativos*. Las primeras clasificaciones de los sentimientos se basaban en parejas antinómicas: *alegría-tristeza, placer-displacer, tensión-relajación*. La psicología tradicional ha subrayado que son los sentimientos negativos los que más ayudan a que madure la personalidad, aunque parezca lo contrario. De ahí que la ansiedad, siempre que no sea patológica en exceso, ya que si no bloquea y paraliza a la persona y la somete a múltiples incertidumbres, difíciles de manejar; puede resultar beneficiosa en la medida que obliga a interrogarse por aspectos esenciales de la condición humana: ¿de dónde venimos?, ¿a dónde vamos?, ¿qué estoy buscando yo ahora?

6. *Noéticos y patéticos*. En los primeros, el contenido es preferentemente intelectual; es complicado explicarlo... en un escritor sería no estar en contacto con el modo de redactar un libro, una secuencia, un hecho, y esto va desde la novela a la poesía; o un pintor que no acaba de encontrar lo que quiere expresar ni los colores mejores para desarrollarlo[3]. En los patéticos todo es puramente afectivo. Sin duda, los patéticos son los sentimientos *per se*, los más auténticos.

---

3. He conocido a pintores, sobre todo abstractos, que sufrían al ver que su trabajo pictórico no les salía fluido o novelistas que en un momento determinado no sabían qué hacer con alguno de sus personajes o poetas de sonetos que no conseguían cuadrar los endecasílabos.

7. *Activos y pasivos*. En los pasivos domina el dejarse invadir y encontrarse instalado en una vivencia determinada. En los activos se produce la necesidad de tomar la iniciativa, hacer algo, intervenir; estos son muy frecuentes en el catálogo de la afectividad y nos obligan a decidirnos: desde un suspenso en un examen a una dificultad económica grave, pasando por un amor no correspondido.

8. *Impulsivos y reflexivos*. En los primeros se activa un dispositivo en el instante en que surge el cambio afectivo; en los reflexivos se produce una invitación al recogimiento y al análisis interior, en un intento de comprender lo que ha sucedido y el porqué de su significado.

9. *Orientativos y cognitivos*. En los primeros se fragua una tendencia, que no es sino la elección de una trayectoria a raíz de los mismos, con el fin de buscar un derrotero adecuado al contenido. Los cognitivos, por su parte, están cargados de conocimiento, se procesa la información mental y se archiva; la memoria[4] tiene aquí un poder robusto y saber almacenar vivencias es tener bien amueblada la cabeza. El hipocampo es el territorio fundamental de esa operación.

---

4. La memoria no es una entidad única, sino que está conectada con otros sistemas de nuestro cerebro, que tienen además un soporte bioquímico, y nos encontramos con la *memoria a corto, medio y largo plazo*: la memoria explícita (se ayuda de las palabras y así se evocan los hechos), implícita (se evoca sin palabras), memoria icónica (puede durar la ráfaga de un segundo) o la memoria de aprendizaje (grabamos en nuestro cerebro habilidades concretas (jugar al pádel, hacer windsurf, montar en moto). La memoria es como un músculo, que, si se la trabaja, retiene.

10. *Sentimientos con predominio del pasado, del presente y del futuro.* En cada uno de ellos el factor tiempo es primordial: puede ser retrospectivo (la tristeza, la melancolía), permanecer en el presente (vivencias oceánicas de Nietzsche) o tener perspectiva de futuro (la ansiedad, que no es otra cosa que adelantarse en negativo o presagiar lo peor). La dimensión más prometedora es el futuro, siempre podemos esperar cosas buenas[5].

11. *Fásicos y arrítmicos.* Los fásicos son aquellos que se producen de forma cíclica, periódica y se dan especialmente en los trastornos depresivos mayores, sobre todo en las formas monopolares y bipolares y también en las depresiones enmascaradas y en los equivalentes depresivos. Esta forma evolutiva suele ser estacional, dándose más en primavera y en otoño. Asimismo, los sentimientos fásicos se observan en la vida genital femenina, sometida a ese ritmo tan característico que es la menstruación. Los sentimientos arrítmicos se registran básicamente en los trastornos afectivos atípicos, aunque su presentación puede ampliarse al círculo de la ansiedad y a los trastornos de la personalidad.

12. *Gobernables e ingobernables.* Sería más correcto expresarlo como *esperados e inesperados.* En los primeros, la persona tiene la capacidad para controlar-

---

5. Uno se hace viejo cuando sustituye sus objetivos futuros por sus recuerdos, mira más hacia atrás que hacia delante.

los y dirigir su rumbo. Para ello hace falta un cierto autocontrol y un buen conocimiento de uno mismo. Es el camino por el que nos encontramos con los sentimientos maduros. En los segundos sucede lo contrario, ya que pueden darse por dos motivos muy diferentes: porque ha sido imposible desde el principio dominarlos, dada su fuerza o el factor sorpresa o una cierta predisposición o vulnerabilidad que lo ha impedido; o porque no se ha sabido cortar a tiempo. Se puede observar cómo todo puede dispararse a raíz de una serie de circunstancias más o menos continuadas: uno se deja llevar y más tarde resulta difícil el camino de retorno. Aquí me refiero a muchos enamoramientos de personas ya casadas o comprometidas, que han entrado en el mundo afectivo, consintiéndolo, siendo conscientes de ello, y por vanidad, juego, superficialidad o, simplemente, exploración de las propias posibilidades de conquista, llegan a ser incapaces de regentar ni controlar la nave emocional.

Pongo como ejemplo de los *ingobernables* el siguiente **caso clínico**:

Se trata de un empresario de cuarenta y dos años, casado y con tres hijos (su mujer tiene cuarenta). Hace unos meses ha entrado en la empresa una chica licenciada en Ciencias Empresariales, de veintiocho años, que empezó colaborando en cosas de tipo organizativo y que en unos meses está trabajando directamente con el jefe, nuestro paciente.

Él lo cuenta en primera persona: «Se trata de una mujer muy trabajadora y eficaz, que sabe lo que tiene que hacer para ayudarme y tiene ideas muy sugerentes, a pesar de tener catorce años menos que yo. Desde el principio ha habido buena sintonía y nos hemos comunicado bien... El problema ha sido que, en una celebración de la empresa, me quedé con ella y luego nos fuimos ya de madrugada a tomar una copa y ese día me dijo que estaba enamorada de mí y que me admiraba mucho... y yo me dejé llevar y tuvimos relaciones íntimas; no lo supo nadie, pero, a partir de ese día, ella iba detrás de mí y en el fin de semana no dejaba de mandarme SMS muy cariñosos (yo tengo dos móviles y lo hacía al de la empresa, que mi mujer no controla)... Y yo le quité importancia al tema, me hacía gracia que a mis años me pasara esto. Pero ha llegado un momento en que me siento desbordado y mi mujer lo ha notado, porque estoy más distante con ella y realmente no sé qué hacer.

»Mi matrimonio funciona más o menos bien. Pero todo esto me ha cambiado y he tenido que contarle a mi mujer lo sucedido, ella me ha visto hablar el fin de semana muchas veces y me preguntaba que con quién era. A la otra la he despedido de la empresa, ha sido muy difícil y duro... Y ella no ha dejado de llamarme. Yo quiero, doctor, que usted me ayude, porque estoy obsesionado con esta mujer y además estoy tenso, nervioso, no rindo en mis tareas profesionales... Mis hijos me dicen: papá, te vemos raro...».

Creo que el caso es bien demostrativo.

Acaudillar la vida afectiva es una de las manifestaciones más decisivas de la madurez de una persona. Gobernarla con dos herramientas esenciales, la inteligencia y la voluntad. *Estamos hablando de tres elementos decisivos para tener un mejor autocontrol: tener bien educadas la afectividad, la inteligencia y la voluntad.* Debe haber entre ellas armonía, equilibrio, proporción, concordancia; ese es el reto.

Amor y desamor*

3

El amor es una palabra demasiado amplia

Entramos ahora en un capítulo clave. Porque lo que necesita el ser humano es amor. Es la palabra mágica, esencial, decisiva, el motor de los motores de nuestra existencia y cobija en su seno muchos significados[1], pero en todos ellos late la misma idea: *tendencia, inclinación hacia alguien o algo que se descubre como valioso, que nos hace buscar su cercanía y su bien. Amar es sentir afecto por alguien o por algo y que nos lleva a buscarlo. Amar es alegrarse por alguien o por algo.*

Esta palabra está cargada de múltiples significaciones. Explicarla con rigor no es fácil, pues se dan en ella un *conjunto de significados*, que es preciso matizar; se trata de una

---

* Conferencia pronunciada en el curso sobre «Inteligencia emocional», organizado por el Instituto Rojas-Estapé en el teatro Príncipe Pío de Madrid. En él participaron con sendas conferencias Marian e Isabel Rojas Estapé. 3 de junio de 2023.

1. Es polisémica, poliédrica, contiene una sinfonía de colores y sabores que la hace polinomio de muchos ingredientes. Trataré de centrarme en el amor humano.

complicada realidad que hace referencia a muchos aspectos de la vida y los voy a exponer del siguiente modo:

1. *Amor de amistad*: relación de simpatía que se produce cuando hay sintonía con alguien y que supone un cierto nivel de entendimiento en ideas y puntos de vista y que es uno de los mejores regalos de la vida[2]. Ello implica donación y confidencia. Hay intimidad, franqueza, apertura, dejamos que el otro entre dentro de nosotros y vea cómo somos realmente y viceversa. Hay grados de amistad: la podemos representar como una pirámide, en donde la mayoría de estas relaciones se quedan en la mitad baja o alta de ella y pocos ascienden hasta la cúspide y constituyen las amistades íntimas, en donde se vive la vida del otro muy cerca y se conocen sus fortalezas y debilidades, y en donde hay una ayuda recíproca. Es uno de los platos fuertes en el banquete de la vida.

2. *Amor a cosas u objetos o culturas*: a los muebles antiguos, al arte medieval, a la arquitectura románica o gótica, al Renacimiento, a la literatura romántica, a la Ilustración, a la pintura de vanguardia[3], a la música clásica, al mundo de la ópera, etc.

---

2. Uno de los males de este tiempo de ahora es la soledad. Varios países de Europa han creado un Ministerio de la Soledad, como el Reino Unido. Esto hace unos años sería impensable.

3. Tengo una gran pasión por la pintura moderna, Picasso, Dalí y Miró son ya unos clásicos en este campo, pues las nuevas propuestas tienen una enorme originalidad desde Jaspers Johns a Sam Francis.

3. *Amor a temas o conceptos ideales*: a la justicia, al derecho, a la democracia, a la verdad al rigor metodológico en la investigación...

4. *Amor a actividades o formas de vida*: la tradición, el mundo del contacto con la naturaleza, al trabajo bien hecho, a la vida cerca del mar, a los deportes más populares (desde el fútbol al tenis, pasando por un largo etcétera), al orden, a la disciplina, etc.

5. *Amor al prójimo*, en su sentido etimológico y literal: a las personas cercanas, con las que convivimos y con las que nos rozamos y tratamos en la vida ordinaria...

6. *Amor entre dos personas que se quieren*: es el amor humano que lleva a la vida en pareja, al matrimonio. En él se resumen muchas de las notas del amor, y aquí las vemos de forma clara, nítida. En el *amor humano* vemos su profundidad, grandeza, compromiso, y la frondosidad de sus manifestaciones. Él nos enseña las mejores lecciones y, a la vez, es el más complejo.

7. *El amor en la familia*: en ella es el lugar donde uno es querido sin más y es la primera escuela afectiva del ser humano. La familia debe ser el ámbito positivo donde unos recibe una afectividad sin condiciones... y en donde los padres deben ser los primeros educadores[4]. Hoy la familia no es que esté en crisis, la que está en crisis es la persona, perdida en dudas y mo-

---

4. Un buen padre vale más que cien maestros. Y una buena madre es como una universidad doméstica. Educar es seducir con amor y disciplina, es dar raíces y alas.

das, que la traen de acá para allá: desde la revolución sexual a la ideología de género, pasando por la permisividad y el relativismo.

8. *El amor a Dios*: el sentido espiritual de la vida tiene una enorme importancia. Aquí la clave tiene dos vertientes: conocer y amar a Dios; porque no se puede amar lo que no se conoce[5]. Aquí entra el tema de las tres grandes religiones monoteístas, que por orden de llegada son el *judaísmo, cristianismo* y *el mundo musulmán;* cada uno de ellos tiene un libro de referencia: la Torah, el Evangelio y el Corán. Muchos les han llamado las religiones del libro, pero esto es incorrecto, porque el cristianismo es mucho más que un libro, significa *identificarse con Cristo, tratar de imitarlo*. El *islam* es sumisión, en el *judaísmo* el ser humano habla con el Creador, pero en el *cristianismo* el ser humano habla con su padre.

El amor nace de la atracción y es tendencia, inclinación, impulso que arrastra, predilección, preferencia, llamada, vocación, estar escorado hacia lo bello, lo hermoso, lo armónico. Desde el punto de vista humano, *amar es aprobar, afirmar, dar por bueno que esa persona exista...* Dice Josef Pieper: «¡Qué maravilla que existas para mí, qué bien que estés en el mundo para mí!». Hay una secuencia de pasos: sentirse atraído-aprobar-tender hacia esa persona-poseerla.

---

5. No se puede amar la pintura de vanguardia si a uno no le explican su origen, su significado y qué alberga ese lenguaje. Lo mismo vale para lo espiritual.

El amor es un sentimiento de alegría, de gozo, de satisfacción, por el que aprobamos a esa persona y la damos por buena; nos olvidamos de nosotros mismos para ir hacia ella. Amor es deseo de posesión de ese alguien que asoma como bueno. El amor empieza en el corazón, pero debe encaminarse a la cabeza sin perder nunca esas raíces afectivas iniciales. Dicho de otro modo: lo ideal es que la cabeza pilote al corazón, lo dirija hacia lo mejor…, y eso no es fácil cuando uno es joven y los enamoramientos saltan con fuerza ante los primeros vapores y efluvios afectivos.

El amor humano

Donde el amor se ve de forma más clara y rotunda es en el amor humano, de la pareja, conyugal o como queramos llamarlo. Ahí es donde se expresa de forma más nítida y donde uno se da cuenta de su riqueza y complejidad. Y este tiene sus comienzos en el *enamoramiento: que es una experiencia de asombro positivo, que nos lleva a detenernos frente a esa persona y querer conocerla.* Por eso, para poder enamorarse, hay que estar abiertos al mundo en general, y entonces está uno en condiciones de asombrarse. Es una experiencia universal y podemos decir que es una de las vivencias más importantes que le pueden pasar a una persona… y, por eso es difícil definirlo con un signo exclusivo, porque se hospedan en su interior muchos matices afectivos.

El enamoramiento es amor de alta intensidad al descubrir a una persona que nos llama poderosamente la aten-

ción y detenernos frente a ella. No es un sentimiento, sino una emoción, por la fuerza que tiene y porque es capaz de cambiar la trayectoria de una vida… y que afecta tanto a la afectividad como a la razón y también al mundo físico.

Hay tres elementos esenciales para que el enamoramiento se produzca: *atracción física, atracción psicológica y admiración.* Están en la falda de este fenómeno, en sus comienzos[6]. ¡Lo que significa una cara! La cara en su totalidad tiene una geografía precisa y en ella se descubre armonía, equilibrio, alegría… No olvidemos que todo el cuerpo depende de la cara. Y dentro de ella, los ojos tienen su propio alfabeto: hablan, expresan, dicen, insinúan, invitan… observan, vigilan… escrutan, repasan, exploran. La mujer coqueta sabe de esto y conoce los instrumentos de su cara y de sus manos, que son las dos partes descubiertas del cuerpo y cada una de ella tiene su propio abecedario.

La atracción física viene primero, después la admiración. Enamorarse consiste en encontrar a una persona que nos llena, que vale la pena, que uno quiere conocer más para adentrarse en su intimidad psicológica… y por ahí va llegando la *atracción psicológica:* esa es la belleza interior.

Enamorarse es encontrarse a sí mismo, fuera de sí mismo. Es la forma más sublime de amor, por su intensidad y porque es capaz de arrastrar a toda la persona hacia un

---

6. En Occidente, *el hombre se enamora por la vista y la mujer por el oído.* Para el hombre, lo físico tiene un peso decisivo, para la mujer, no. No perdamos de vista que la belleza de una mujer ha perdido a muchos hombres.

cambio sustancial de vida. A este estado se suele llegar de forma *gradual*, sucesiva, y consiste en ir descubriendo que esa persona es valiosa, que uno se siente a gusto a su lado y que hay comunicación, diálogo y un deseo de estar con ella y compartir hechos, vivencias. Hay una manera rápida que es el *flechazo*, que es como una revelación súbita que de pronto ilumina toda la vida y uno aprecia que se está delante de alguien muy especial... Se trata de un encuentro excepcional en donde uno se detiene hacia esa persona. Decimos: «Me llamó tanto la atención que me quedé muy sorprendido con su conversación, había algo de entrada muy sugerente para mí».

La atracción es verse inclinado fuertemente hacia esa persona, con el *tríptico básico: atracción física y psicológica y admiración*. Son tres claves que están presentes de un modo claro, rotundo. Ortega y Gasset[7] habla de un *trastorno de la atención*. Stendhal[8] de *cristalización:* como una tendencia a idealizar a esa otra persona, a poner más cosas positivas de las que realmente tiene. Alberoni[9] nos habla de *un estado especial de fascinación*, que ilumina el panorama personal de una forma nítida. Yo mismo[10] he hablado de *tener hipotecada la cabeza,* no poder dejar de tener a esa persona en la mente, está ahí, va y viene y no sale de

7. José Ortega y Gasset, *Estudios sobre el amor*, Ed. Revista de Occidente, Madrid, 1955.

8. Stendhal, *Del amor*, Alianza Editorial, Madrid, 1988.

9. Francesco Alberoni, *Enamoramiento y amor*, Gedisa, Madrid, 1997.

10. Enrique Rojas, *Remedios para el desamor*, Temas de Hoy, Madrid, 2018.

ese escenario. Sternberg[11] dice que hay dos componentes de entrada claves que pueden nublar el entendimiento y querer vincularse a esa persona. Denis de Rougemont[12] se va al amor caballeresco y, para él, «enamorarse es una pasión prohibida, que crea un sistema de símbolos y un lenguaje jeroglífico, una metáfora del objeto deseado... las razones de la noche no son las del día».

Las modernas teorías neurobiológicas han investigado cómo la corteza cerebral, la zona de la ínsula media, el hipocampo, así como alguna parte del núcleo estriado y el núcleo *accumbens*, están involucrados en todo el proceso del enamoramiento, en donde se activaban esos territorios cerebrales, con liberación especial de *dopamina*, que es la hormona del placer, el deseo y la recompensa; mientras se reduce el nivel de *serotonina*, que es la sustancia más relacionada con la ansiedad, al igual que asoma a dosis altas la *oxitocina*, la hormona del abrazo y la cercanía.

Acertar en la elección afectiva

Cuando esas dos personas llegan a conocerse bien y se entienden y complementan y empiezan a saberse el uno para el otro, entonces se alcanza una cima psicológica: *la súbita certeza de que se ha encontrado lo que se buscaba*. A la lar-

---

11. Robert J. Sternberg, *The Triangle of Love*, Springer, Londres-Nueva York, 1998.

12. Denis de Rougemont, *L'amour et l'Occident*, Librerie Plon, París, 1989.

ga, no hay un encuentro tan decisivo, pues va a cambiar la orientación de la vida personal, que ahora se dirige ya de forma clara en una línea concreta. Lo que arrancó siendo un interés inicial, ahora se hace material, rotundo, preciso, evidente. Porque no olvidemos que *el amor es el fin del hombre y el principio de la felicidad.*

Esta *vivencia de revelación* nos descubre a la otra persona y nos la pone delante de los ojos dentro y fuera de nuestra mente. Queda situada fuera y dentro. La revelación amorosa es una experiencia extraordinaria que trae una promesa de vida y de fuerza; es alegría presente y futura. En el enamoramiento lo que sucede es que la persona que uno tiene delante va a convertirse en la mitad de uno mismo, y eso es algo muy importante. En los comienzos del enamoramiento hay un cierto elemento irracional, porque el tirón que se experimenta es una especie de imán o magnetismo que empuja hacia esa dirección.

La mujer hace más humano al hombre y también más espiritual. El hombre le da a la mujer seguridad. Aquí ya ha aparecido el amor, y su llegada ennoblece. Ya no son solo ideas, interpretaciones de la vida, sino argumentos que se comparten, y esto lleva a situar a esa otra persona en el centro del universo personal. *Enamorarse es crear una mitología privada con alguien.* Y se accede así a la decisión de *elegir a la persona amada para compartir la vida con ella.* Es un movimiento de aprobación total, de afirmación clara y determinante, que lleva a decirle algo sagrado, extraordinario: *te quiero, te necesito... eres parte fundamental de mi proyecto.*

La *atracción* física, psicológica y espiritual crece más y más. Eso va transformando a esas dos personas y las hace mejores. Y viene, a continuación, *lo esencial del enamoramiento que lleva a la elección*. Lo esencial es aquello por lo que una cosa es lo que es. Y la afirmación es esta: *no entiendo la vida sin ti*. Dicho de otro modo: *no entiendo mi vida como proyecto sin que tú estés a mi lado, dentro de él*; no me cabe en la cabeza mi programa de vida sin que tú formes parte fundamental de él. Y esto quiere decir tres cosas simultáneas: *voy hacia esa persona, voy con ella, y ella es mi proyecto*. Lo que se resume en la expresión definitiva: *eres mi vida*.

Eres mi futuro, mi aspiración, mi meta, el lugar hacia donde me dirijo y hacia donde apuntan todas mis ilusiones, en ti se resume mi principal objetivo. Eres el texto, el guion de mi vida, su principal argumento. Ambas trayectorias se entrecruzan. *Cada uno es el argumento central del otro*. El amor debe ser el primer argumento: nos hace ver lo inaudito e imperceptible, nos descubre la belleza escondida que nos trae la persona amada.

Acertar en la elección afectiva es clave. Donde más se retrata el ser humano es en la elección amorosa. Una vez pasados los efluvios y la embriaguez del enamoramiento, hay que ser capaz de valorar la conveniencia o no de esa persona. La belleza de una mujer perdió a muchos hombres; tal es su fuerza que nos conduce, como si se tratara de un imán, buscando a esa mujer hermosa, sin ser capaces de darnos cuenta de si es la persona adecuada o no, si detrás de esa belleza física se esconde la persona mejor para uno.

¿Cómo hacer bien la elección de la persona adecuada?

Muchos no se plantean esa cuestión, la pasan por alto. Pero es verdaderamente importante. Hay gente que se equivoca y no escoge a la mejor persona que ha pasado por su vida.

A veces el amor sale al encuentro de forma decidida, inesperada y súbita. En otras ocasiones, se lo busca con fruición: se está atento a la gente que uno va conociendo con el fin de tener los ojos abiertos. *La mujer busca una relación más profunda y que la lleve a construir un hogar y ser madre.* Por el contrario, las cosas suelen ser distintas en *el hombre*, que *busca más una relación superficial* y no piensa en otras cosas. Dos notas quiero dejar aquí, en este momento de nuestro recorrido por los mares de los sentimientos. Una, que, en la vida actual, con cierta frecuencia, ocurre lo siguiente: *el hombre fingiendo amor, lo que busca es sexo; y la mujer fingiendo sexo, lo que busca realmente es amor.* Y otra: hoy existe, en el hombre de los treinta años en adelante, que muchas veces vive en casa de sus padres o ya se ha independizado de ellos, el llamado *síndrome de pánico al compromiso*: le da terror comprometerse[13] con la chica que ha conocido, y quisiera mantenerse más o menos saliendo con ella, pero sin ser capaz de dar un paso al frente... El compromiso asusta, da miedo, y se huye de

---

13. Solo quien es libre es capaz de comprometerse. Porque *el amor te hace libre y te hace esclavo.* O, dicho de otro modo: el amor hace esclavos a los libres y libres a los esclavos. Por eso *el amor es libertad y prisión.*

él. Por eso resulta conveniente tener en la cabeza un cierto *modelo masculino o femenino* de lo que uno aproximadamente va buscando, pues luego, cuando llegue la realidad, al menos dispondremos de ciertos puntos de referencia y habremos hecho una tarea previa de análisis de las preferencias, estilos y contenidos que deseamos y esperamos encontrar.

Elegir es *seleccionar un cierto tipo humano, un perfil aproximado*. Este será percibido en las cuatro principales notas que debe tener: físico, psicológico, cultural y espiritual. Al principio, *lo físico lleva la voz cantante*, y en buena medida es lógico que así sea[14]. La primera tarjeta de visita del otro es su fachada: el cuerpo como totalidad y la cara como el exponente máximo de la persona. *No hay verdadero amor sin elección*: hay que saber escoger, preferir, seleccionar, detenerse y, si es posible, conviene disponer de un patrón previo, una especie de ideal preconcebido; cuando se conozca a la otra persona, puede que se modifique ese ideal o que, como es lógico, se haga más elástico, pero es bueno tener esas coordenadas previas. La atracción física es fundamental[15]; si no existiera y solo se diera el atrac-

---

14. Con la extraordinaria expansión de las investigaciones neurobiológicas, nos encontramos con Morten Meldal, Premio Nobel de Química de 2022, que dice literalmente: «Enamorarse en química, se unen unas moléculas y se van creando otras más complejas, con una especie de pegamento, cada una de las nuevas con propiedades complejas». A esto le llama el *química click*. Esto es un claro reduccionismo. Hay *cuatro dogmatismos: físico, psicológico, social y cultural*. Cada uno capta la realidad según esa vertiente.

15. La salud mental de la gente joven hoy es compleja, por el bombardeo de sensaciones que reciben, especialmente desde las *redes sociales*. De los diez

tivo psicológico, no funcionaría bien; fallaría la base de ese amor.

El auténtico amor es selectivo. Y lo es por su importancia, porque, si cuaja y se hace estable, va a significar nada más y nada menos que es la persona con la que uno se va a unir para formar un *nosotros.*

Los otros componentes son igualmente claves. Lo *psicológico* implica la compenetración de caracteres, el entendimiento de dos formas de ser, el observar si es posible una comunicación adecuada, etc. Lo *cultural* va a tener igualmente un papel destacado, aunque quizá al principio sea menos valorado. Es importante que esas dos personas tengan un nivel cultural similar y que muestren inquietudes de crecimiento en ese sentido. Lo *espiritual* es enormemente decisivo, y esto sí que debe ser valorado al principio, cuando la relación está empezando.

De este modo, el *perfil de la otra persona* queda capturado. Es preciso detenerse y otear el horizonte para saber qué está pasando dentro de nosotros y no dejarnos llevar por la corriente vertiginosa de la pasión de los primeros momentos. *El amor inteligente está hecho de corazón, cabeza y cultura*: sentimientos, razones y espiritualidad. Si

---

a los veinte años la estructura cerebral es un espectáculo. La *corteza prefrontal* (CPF) ayuda a gestionar y a decidir nuestra vida, y eso tarda en madurar. El *sistema límbico* (SL) regula las emociones, lo que calma y lo que activa. El *hipocampo* es el archivo de la memoria.

Los diseñadores de estas redes saben que estas aplicaciones están hechas para producir adicción y quedar atrapados ahí. Esto marca a un joven, en general y en particular, para elegir a la persona más adecuada... porque todo se vuelve superficial y epidérmico.

esto se descuida y minimiza, los resultados luego pueden ser muy negativos. *Cuando el amor llega puede ser ciego, pero cuando se va es muy lúcido.* En medio de la embriaguez del enamoramiento, cuando este se está produciendo, debemos estudiar la conveniencia de que ese encuentro afectivo siga adelante o sea frenado.

Quiero poner de manifiesto que hoy en día la elección amorosa reposada y realizada con prudencia no es muy frecuente. Me explico: las cosas suceden muchas veces de otro modo y uno se deja arrasar por la marea amorosa y no puede o no sabe detenerse al borde del camino y preguntarse si esa relación va a tener futuro o no. En esas ocasiones, los hechos siguen un curso rápido, impulsivo, inmediato, en el que la atracción tiene tal fuerza que puede resultar difícil aplicar la cabeza, *pero sin que pierda frescura y lozanía ese amor que va surgiendo.* Esta vertiente intelectual no tiene buena prensa, pero es muy valiosa y va a ser fundamento de la solidez de ese amor de cara al futuro que la cabeza pilote los sentimientos. Podría entenderse que, en tales circunstancias, todo razonamiento demasiado analítico frena la espontaneidad del amor, pero yo creo que no, que es preferible plantearlo al principio, antes de que la cabeza esté prisionera ya de la otra persona y sea mucho más difícil cortar y cambiar la situación. *El amor sin elección suele llevar a errores serios y equivocaciones en las expectativas.* De ahí que sea tan importante darse cuenta a tiempo de que las directrices amorosas están mal diseñadas y que sus bases son endebles, pues en esos casos resulta de enorme prudencia cortar y buscar a otra persona.

Quiero traer a colación otro **ejemplo clínico** bastante aleccionador:

Hablamos de un hombre treinta y nueve años, soltero, pero que ha tenido distintas parejas con las que ha salido alrededor de un año. Es abogado, y por razón de su trabajo viaja con cierta frecuencia fuera de España. «Vengo a la consulta porque estoy sufriendo mucho, tengo mucha ansiedad, me despierto varias veces y me levanto como agotado, y lo primero que viene a mi cabeza al despertarme es lo que me está pasando... Conocí a una chica un fin de semana en la playa, en casa de unos amigos, y desde el principio me llamaron la atención dos cosas: su belleza y su personalidad, sobre todo sus ojos verdes y su forma de ser arrolladora. Ella tiene veinticuatro años y acaba de terminar la carrera de Medicina. Fueron tres días en los que hablamos y hablamos: yo le conté mi vida de arriba abajo, y me sentí pleno... Yo estaba sorprendido de mí mismo, ella con quince años menos... El día que nos despedimos le dije: me estoy enamorando de ti y mis amigos me lo dijeron también.

»Empezamos a salir y enseguida tuve relaciones sexuales con ella, y a los dos meses nos fuimos a vivir juntos. Yo estaba como en una nube y fueron unos meses increíbles. Ella tiene mucho carácter y yo soy muy sincero y le dije a ella unas cuantas cosas que no me gustaban de su forma de ser: es muy desordenada, quiere hacer demasiadas cosas a la vez y es adicta al móvil, y por ahí empezaron discusiones frecuentes y horas o días sin hablarnos, y hace unos días se plantó y me ha dejado... se ha ido de casa y solo me ha dicho: "Lo nuestro se ha roto porque somos incompatibles y tú tienes un descontrol de la lengua que me ha hundido".

»Ahora me doy cuenta de que todo ha ido demasiado deprisa y no valoré su personalidad tan fuerte y mis amigos me lo dijeron desde el principio: esa chica no te va, pero su atractivo físico fue para mí lo que me hizo perder la cabeza... estoy muy deprimido y no me la puedo quitar de la cabeza, no sé qué hacer. Llevo días sin ir a trabajar...».

Hoy vivimos en una sociedad en lo que todo va demasiado rápido. Estamos en la *cultura de la inmediatez,* del instante[16].

Mi experiencia clínica como psiquiatra me ha permitido ver muchas rupturas matrimoniales o de pareja (o como queramos llamarlas) que se habían producido porque ese edificio está construido con *materiales de derribo,* con muy poca consistencia, y en esos casos es fácil pronosticar que antes o después aquello caerá por su propia endeblez. Por ejemplo, las parejas que llevan bastante tiempo saliendo y que tienen con frecuencia discusiones fuertes, en las que se utilizan palabras duras y términos descalificadores, suelen tener mal pronóstico. También sucede lo mismo con esas otras parejas que han roto muchas veces y han vuelto de nuevo; si esto sucede antes de casarse, lo normal es que luego las cosas sigan más o menos igual... Y mi experiencia como psiquiatra me hace aconsejar a esas personas que

---

16. Hemos sustituido el *sentido* por las *sensaciones*. Lo primero significa tener una dirección y saber hacia dónde nos dirigimos. Lo segundo es que buscamos experiencias puntuales placenteras rápidas, una detrás de otra y las nuevas tecnologías nos lo facilitan: basta apretar un botón y tengo lo que quiero. Es la *dopamina,* la hormona del placer a la vuelta de la esquina. ¡Lo quiero todo y ya! Este caso clínico es un buen ejemplo de ello.

rompan. Aquí es bueno un cierto realismo apoyado en la práctica. La labor del psicólogo, del psiquiatra y del consejero sensato puede ser de gran utilidad. Por eso es necesario pensarlo bien antes de elegir. La elección le da al amor equilibrio, seguridad, firmeza, previsión. Cuando no ocurre así, ese amor se convierte en algo apasionado y trágico. Dice don Quijote en una célebre sentencia: «El que acierta en el casar ya no le queda en qué acertar». Después vendrá cuidar todo eso, protegerlo, alimentarlo como si se tratara de un fuego de chimenea del que hay que estar pendiente, nutriéndolo con troncos, astillas y ramaje. Cuidar los detalles pequeños hace duradero el amor. Al principio, cuando el amor llega, conmociona la vida, la dilata, la desordena y la enfrenta consigo misma. Más tarde, la organiza y la asienta, dándole solidez y firmeza, construyendo un edificio común cuya arquitectura está bien estructurada.

La alquimia del amor

Los alquimistas buscaban la piedra filosofal, la clave que fuera capaz de dar una explicación cabal y definitiva de la vida. Una especie de respuesta que resumiera su sentido último y esencial. Pues bien, llegados a este punto de nuestro recorrido psicológico, vamos a ir deteniéndonos en los siete pasos o secuencias o ingredientes que deben residir dentro de un amor que aspire a ser duradero.

Pasamos del *amor de enamoramiento* al *amor conyugal*. El primero dura poco. El segundo llega pronto: es el verdadero amor, hecho y trabajado con diversos materiales. Por mucho que cambie la humanidad en los próximos siglos y se produzcan en su seno diferentes e inesperados giros, y avances tecnológicos como los que estamos viviendo en la actualidad, el enamoramiento y el amor seguirán siendo eternos. Ambos son sentimientos perennes, que será menester saber enfocar bien, pues muchas cosas importantes del ser humano se arremolinan en torno a ellos. En cualquier rincón del mundo, el amor de la pareja necesita ser bien enfocado, dirigido, comprendido, custodiado, rehabilitado, renovado… y vuelta a empezar. *Hay que restaurar el amor que se erosiona con el paso del tiempo.* Repararlo, transformarlo con la experiencia del tiempo y pulirlo para hacerlo mejor. Sin perder de vista ese viejo principio que debe ser como el subsuelo en donde uno pisa: *para estar bien con alguien, hace falta primero estar bien con uno mismo.* Limar las aristas de la propia personalidad, quitando lo que estorba para que la comunicación vaya bien; ese es un trabajo gradual, progresivo, una secuencia deportiva de cambios para alcanzar una *personalidad madura.* Luego vendrán los siete ingredientes (en los que enseguida entraremos), pero ese debe ser el punto de partida.

Platón dice en *El banquete* que «el amor es el deseo de engendrar en la belleza». Este mismo pensador nos dice en la *República* que el alma humana tiene tres partes: la *racional*, que está en la cabeza; la *afectiva*, que se encuentra en el pecho; y la *concupiscible*, que reside en el abdomen; la relación entre las tres no es sencilla y es necesario armonizarlas. Cada una de ellas busca una cosa concreta: la parte reflexiva busca el *conocimiento* y la *sabiduría*; la apasionada apunta al *éxito* y al *poder*; y la concupiscible a los *placeres sexuales*. Otro personaje clave que escribe sobre el amor es san Agustín, que nos declara en su frase más conocida: «Ama y haz lo que quieras». Además, sigue una secuencia muy ilustrativa: «Si callas, callarás con amor; si gritas, gritarás con amor; si corriges, corregirás con amor; si perdonas, perdonarás con amor; si tienes el amor arraigado en ti, ninguna otra cosa sino amor serán tus frutos».

Hegel en su *Estética* nos dice: «La verdadera esencia del amor consiste en desprenderse de sí mismo y olvidarse en el otro». Y Max Scheler, en su célebre libro *Esencia y formas de la simpatía*, afirma: «El amor es un movimiento intencional en el que se realiza la aparición de un valor más alto: el otro, que nos rebasa y envuelve».

El amor es una cuestión poliédrica; en su interior habitan muchos mundos: es filosofía, psicología, arte, aprendizaje, sociología… El amor es lo que hace posible seguir viviendo. El amor es la mejor respuesta de la conducta. No podemos ser dogmáticos, de esa manera, tendremos la mejor actitud para estar en condiciones de asombrarnos de la grandeza del amor conyugal y del cuidado minucioso que hay que tener con él, si queremos que prospere. Es un amor de persona a persona, de alguien hacia alguien. Así, el amor se sitúa como el primer argumento, el más decisivo. Hay que ponerlo en el lugar privilegiado que le corresponde y le coloca como un saber universal, lleno de matices y recovecos, que lo convierten en un asunto interminable, porque nunca se acaba de decir todo lo que hay dentro y en sus aledaños.

Armonizar los componentes del amor: esa es la tarea que tenemos por delante. El amor es fascinante y ambiguo, apasionante y etéreo, decisivo y volátil. Tiene esta doble lectura. Por eso apresarlo es tan difícil. Por eso es tan complejo dar una definición completa que lo abarque todo. Son muchas las manifestaciones en las que asoma; además, a menudo se hace una exaltación tan elevada de él que se le quita la parte ascética y de renuncia que tiene. El resultado de esa interpretación suele traer consigo consecuencias graves. Al amor no se le puede nombrar solo con un rasgo, una vertiente o una faceta… y cada una de ellas nos adentra en un vericueto específico.

Antes de adentrarnos en los distintos elementos que el amor posee, hay que subrayar que esa debe ser la meta: conseguir que todos esos componentes que configuran el mapa del amor estén presentes en buen equilibrio. No hay que quedarse solo con uno de ellos, como pasa tantas veces en las que *el amor queda reducido a un sentimiento*. Este es uno de los errores más frecuentes en los que caemos. Y de él derivan muchos fracasos y hechos de gran tristeza. En la psiquiatría clásica se describía el llamado *trastorno mental transitorio*, que consistía en una pérdida de la razón que tenía una breve duración y daba lugar a un comportamiento irracional. Para muchos, eso es el amor, una especie de *locura pasajera* que todo lo altera y lo remueve y que, más tarde, pierde consistencia y desaparece. Si fuera así no merecería la pena dejarlo entrar en la intimidad, sino mantenerse lejos de él, por el peligro y la amenaza que significa. No podemos sentirnos prisioneros del amor. Es evidente que *el amor nos hace libres y nos hace esclavos*. Lo he dicho antes en una nota a pie de página. Ya lo decían los griegos. Pero si entendemos bien lo que es el amor, será más fácil vivirlo o intentar plasmarlo en la vida personal. La mejor práctica nace de una buena teoría. Tener las ideas claras sobre ello es un empeño que no será baldío, sino que dejará unas manifestaciones pulcras y bien delineadas en lo que vayamos haciendo con el amor.

No hay felicidad sin amor. Ya lo hemos comentado. Pero hay muchos amores infelices: mal construidos, desorientados, sin base, con una estructura poco firme y que, en cuanto lleguen las dificultades, aquello se desplomará. *El desamor es hoy uno de los motivos de mayor sufrimiento*[17]. Pero el problema es la base; fallan los cimientos, el fundamento, el soporte, los principios que deben mantenerlo y sustentarlo. El *amor positivo* transforma la realidad personal y la hace mejor; el *amor negativo* aparece cuando la pareja funciona mal y cambia la realidad a peor.

El animal se reúne, el ser humano se encuentra. El *encuentro* significa un espacio, un tiempo y una psicología que forma un tríptico. El amor debe ser un encuentro enriquecedor, en el que dos personas, dos realidades, se ofrezcan la una a la otra y decidan compartir sus vidas. *En el amor, dos*

---

17. Se ha ido perdiendo la capacidad de reflexionar sobre la totalidad de la existencia. Eso lleva a una decadencia afectiva y a la falta de articulación entre el amor y los otros grandes argumentos de la vida. Desde Platón y Aristóteles a Shakespeare, pasando por Séneca y Cervantes, en los grandes novelistas de todos los tiempos o en los poetas más célebres, el amor ejerció una gran influencia sobre la vida.

personas son capaces de ofrecerse con todo lo que tienen consigo. De aquí debemos arrancar. Y eso que se ofrecen es algo *físico, psicológico, espiritual* y *biográfico*. Sería muy pobre que solo contara la parte corporal, privando a esa cita tan especial del resto de sus ingredientes. Y vamos a enumerar de forma precisa cada uno de esos elementos: *sentimiento, tendencia, filosofía y creencias comunes, inteligencia, voluntad, compromiso* y *proceso dinámico*. Esos siete componentes agrupados constituyen lo que, a mi parecer, puede denominarse la *ingeniería del amor conyugal*. Vamos a irnos adentrando en el territorio de cada uno.

El amor se ha vuelto, en los tiempos actuales, para muchos, una palabra sin significado; no creen en ella; se ha desprestigiado a causa de su empleo inadecuado. Hay un uso, un abuso, una falsificación y una manipulación creciente de la palabra «amor» [18]. A cualquier cosa se le llama amor. Cuenta una leyenda antigua que le preguntaron a Confucio, ese sabio del siglo VI a. C., lo siguiente: «Si usted llegara al poder, ¿cuál sería la primera reforma que haría?». Era más que improbable que llegara al poder, pues a él le interesaban las ideas, pero, aun así, cuentan que dijo lo siguiente: «Si yo llegara al poder, la primera reforma que haría sería la *reforma del lenguaje*: llamar a las cosas por su nombre». Y ahora añado yo: llamarle al sexo, sexo, y a la relación de entrega total a otra persona, amor.

---

18. Veo desmoronada a la palabra *amor*. Hay razones para abandonar la tarea de poner en claro en qué consiste. Pero esas razones son insuficientes. Seguiré intentándolo.

La palabra *amor* cabalga sobre una geografía que podemos comparar con un archipiélago de islas flotantes, dispersas, desparramadas por el mar del lenguaje. No se puede vivir sin amor. El amor no puede ser a la larga una *enfermedad de mal pronóstico*: el fracaso de la inteligencia, el triunfo de la monotonía y la llegada de la ruptura. Veo esto en muchos universitarios; como consecuencia de lo que ven y oyen, muchos no creen en el amor más que como algo pasajero, algo que antes o después se irá a pique, inevitablemente, y que es casi imposible que dure. Es la ley de la selva: un mundo sin leyes, en donde sobrevivir es ya un éxito. La solución a esa actitud reside en tener claro qué es el amor, en qué consiste, cuáles son sus componentes y cómo cada uno debe hacer suyo un cierto modelo afectivo. Esa es la clave, ahí está el reto. Hay que buscar soluciones, y para ello hay que tener una *teoría del amor*. Para que, después, todo eso pueda terminar en una *práctica adecuada del amor*. Esta *alquimia* tiene siete componentes y voy a exponerlos muy a vuela pluma, serán solo unas pinceladas.

1. *Sentimiento*

El amor no solo es un sentimiento. Aquí debemos ser muy precisos para evitar un reduccionismo del amor. *El amor nace del mundo de los sentimientos*. Brota al descubrir a otra persona con la que nos planteamos una vida en común. Uno de los sentimientos más fuertes es el enamoramiento. Puede ser el flechazo, el *coup de foudre*, el *fall in love*. Es una especie de fascinación, un quedarse prendado de otra persona. Son momentos estelares, inolvidables, deliciosos e intensos. Otras veces, las cosas siguen un curso más pausado, llevan un ritmo más lento, hasta llegar a ser —con todas las de la ley— un enamoramiento en toda regla. Dentro del enamoramiento, la fase final consiste en decirle a esa persona: *no entiendo la vida sin ti.* O, dicho de otro modo: *eres parte fundamental de mi proyecto.* Admiración, fijación de la atención, necesidad de estar con ella (con esa persona) y, por supuesto, exclusividad[19].

Los sentimientos son *perfectibles* y *defectibles*. Según cómo los tratemos, mejoran o van a peor. Por eso el encuentro en la cercanía y el paso del tiempo hacen que tengamos un *caleidoscopio de sabores afectivos* y pasemos del color rosa de los comienzos a una gran variedad de colores que traducen lo que es la vida misma, con sus alegrías y tristezas, con un paisaje cromático lleno de emociones diversas que deben ser afrontadas con madurez.

El amor es un sentimiento y una decisión. No es solo un asunto de la afectividad, sino que tiene una nota importantísima en su interior: *es determinación,* lo que significa proponerse cultivar ese afecto y poner todos los medios para cuidarlo y protegerlo. Es un sentimiento, pero va más allá y busca maridajes para su fortaleza.

De ahí se deriva algo muy importante y que me interesa dejar claro: *la decisión de amar no significa dejarse guiar por el corazón, yendo hacia donde este quiera llevarnos,*

---

19. Los tres puntos básicos del enamoramiento son, de entrada, en un primer momento: atracción física, psicológica y admiración. Pero la admiración lleva la delantera.

sino guiarlo a él con la inteligencia y la voluntad hacia lo mejor. Entendido así, *el amor es una inversión a largo plazo, que exige esfuerzos y estrategias a corto plazo.* ¡Cómo podría ser de otro modo que uno de los elementos más importantes de la vida estuviera sujeto a los vientos exteriores, a caprichos y altibajos, tan propios de la juventud o de las primeras etapas de la vida!

2. Sexualidad

Amar es sentirse atraído hacia la persona. La segunda nota que propongo de la metodología del amor es la *tendencia*. Se trata de una inclinación a compartirlo todo con esa persona elegida. Es el deseo de estar cerca, preferirla a cualquier persona y buscar su compañía. Ya lo decían los clásicos: *prima inmutatio appetitus*, movimiento de aproximación o apetito que busca saciarse con la cercanía. Es lo natural del amor: buscarse uno al otro de forma recíproca. *La tendencia abarca cuatro esferas: la física, la psicológica, la cultural y la espiritual.* Cada una de ellas tiene su propio ámbito, pero en las cuatro se da un común denominador: la búsqueda de la otra persona. En este apartado voy a referirme a la importancia de la sexualidad en el amor, ya que en otros apartados de esta metodología conyugal hablaré de lo psicológico y lo sociocultural.

La sexualidad es uno de los lenguajes del amor comprometido. Tiene otras expresiones que han sido expuestas en el presente libro: la comunicación verbal y no verbal, la creación de un proyecto común, la ayuda mutua en todas las vertientes de la vida, la superación de la soledad mediante una compañía seleccionada, etc. *Las relaciones íntimas desempeñan un papel muy importante en la vida en pareja, y el hecho de que funcione bien es fruto de aprendizajes sucesivos en los cuales se ha ido conociendo en qué consiste la entrega total a la otra persona.* Insisto en las palabras *entrega total.* Quiere esto decir que parte de esa donación[20] se refiere al buen funcionamiento de la intimidad corporal.

3. Creencias comunes

Tener unos fundamentos espirituales parecidos es construir una pareja sólida: compartir una espiritualidad fuerte, coherente, sensata, vivida en la realidad de lo diario y con capacidad para mirar a lo trascendente. A comienzos de este siglo XXI nuestra sociedad se ha ido volviendo *neopagana.* Es un paganismo distinto del anterior a la venida de Cristo, lo que significa que hay un fondo cristiano, un rescoldo, unas brasas que están ahí y que es bueno avivar para que den el fruto que les corresponde.

Sin un sentido espiritual, la vida del ser humano corre peligro y el futuro de la pareja se hace menos consistente, más quebradizo. El sentido trascendente de la vida aporta razones positivas para vivir y para esperar. Una de las dimensiones principales de la persona es esta, que puede ser expresada como espiritualidad, trascendencia o, de forma más concreta, como religiosidad. Cuando se excluye a Dios del horizonte

---

20. Muchas crisis de pareja son debidas a una deficiente relación sexual. La sexualidad es un termómetro que mide muchas variables: desde cómo va la comunicación a la complicidad, pasando por la capacidad para olvidar los momentos malos.

humano, la vida se siente más amenazada, pues faltan argumentos sólidos y puntos de referencia... y la mirada se vuelve reducida, miope: se empequeñece su grandeza al amputarle un segmento tan decisivo, que eleva al amor de nivel y lo envuelve de ideales. Si no existe este sentido sobrenatural, ¿por qué no cambiar de pareja cuando algo falla y cambiarla por otra (y así hasta que el tema funcione)? Esta forma de pensar está centrada en el hedonismo y la permisividad. Sus hijos más inmediatos van a ser el consumismo y el relativismo.

Esta tetralogía (hedonismo-consumismo-permisividad-relativismo) da como resultado un ser humano sin referente ni remitente: que no sabe de dónde viene ni adónde va. Hoy lo vemos con cierta frecuencia, desafortunadamente.

4. *Voluntad*

Hay dos clases de teorías sobre el amor. Una, que está llena de tópicos y lugares comunes, que se repiten de forma cansina una y otra vez y que es *amor líquido*, que hoy, por desgracia, tiene muchos adeptos y circula con frecuencia en los más diversos ambientes. Es fácil naufragar en el aluvión de libros sobre este tema, sobre la vida y milagros de los sentimientos amorosos, recorriendo sus frutos dulces y amargos. Esta primera modalidad anda suelta por la selva espesa del lenguaje coloquial, que maltrata este término... Por eso se hace necesaria una cierta rehabilitación del lenguaje y poner orden y concierto en este léxico de andar por casa, para desentrañar la trivialidad con que tan a menudo se emplea. La otra teoría es el *amor sólido*, que consiste en una noción más conceptual y robusta: *amar a una persona es darle lo mejor que uno tiene*; querer el bien para ella. Entre estas dos estirpes podemos encontrar una gama de amores[21] que oscilan entre lo *líquido y acuoso*, por un lado, y lo *sólido y consistente*, por otro.

5. Inteligencia

Este quinto componente de *la química del amor* aporta magia, doctrina, arte quimérico, sentido, pero sin quitarle pasión, ni ese imán de ir en busca del otro, ni juventud ni garbo ni exuberancia ni frondosidad. Este ingrediente también puede hacerse muchas veces impopular, pero esa es una visión pobre y de un romanticismo trasnochado. *El amor entre un hombre y una mujer debe ser un acto inteligente y afectivo a la vez.* Por ese camino se consigue el equilibrio interior que el amor precisa. La inteligencia es capacidad de síntesis. También hay que saber distinguir lo accesorio de lo fundamental. Hay que tener capacidad para captar la realidad en su complejidad y en sus conexiones. Gracias a la inteligencia, *se elige lo mejor, lo más conveniente para uno.* Lo he comentado al hablar del enamoramiento: acertar en la persona que uno escoge es decisivo y, por eso, uno debe estar muy atento para hacerlo bien, a pesar de que sea algo que se realiza, por regla general, en edades juveniles; además, el estado en el que uno se encuentra es de gran emotividad, pasión... Y por esos dos motivos, la participación de la inteligencia resulta más difícil.

---

21. En los amores inmaduros la voluntad está ausente o casi no tiene presencia.

La segunda labor de la inteligencia es *realizar aprendizajes sucesivos para mejorar el amor:* dicho en términos más concretos, *quitar* lo que estorba y perjudica y *añadir* lo que falta y es conveniente para que funcione mejor. De ese modo, hay que buscar *fines* y ensayar *medios.* Hay que distinguir entre los *fines* (la meta es tener un amor duradero, alegre, positivo, de buena compenetración y que llene por completo) y los *objetivos* (que son pautas muy específicas que allanan el amor, lo liman, pulen, suavizan, retocan, limpian; además, rediseñan esos detalles de la convivencia[22] que lo *afean y entorpecen y que pueden ser origen de muchas tensiones o enfrentamientos y discusiones que deterioren esa relación). Los fines son demasiado amplios; los objetivos se pueden medir.*

6. Compromiso

Amar es comprometerse. El amor es algo grande porque es comprometido[23]. Comprometerse quiere decir contraer un acuerdo, encargarse de respaldar esa elección realizada. Amar es hacerse cargo, cuidar, atender, prometer, garantizar, avalar. *Amar es preferir, seleccionar, elegir a alguien*

---

22. Esto se podría sintetizar en esta expresión: «¡Qué bien sabe este hombre llevar a su mujer!» *Saber llevar.*

23. He hablado en distintas publicaciones mías del *síndrome de SIMON,* que se da solo en el hombre en torno a los treinta o treinta y cinco aproximadamente y cuyas siglas corresponden a los siguiente: *Soltero, Inmaduro en lo afectivo, Materialista, Obsesionado con el trabajo profesional y Narcisista.* Y debajo se esconde el *síndrome del pánico al compromiso:* ante la epidemia de parejas rotas en medio mundo, asoma el miedo a centrarse en una persona, y cuando esa persona le presiona de alguna manera, suele aparecer un estado de ansiedad, inquietud, desasosiego... Son los tiempos que corren.

para que nos acompañe en el futuro. Y así ir construyendo con él un proyecto de vida en común. Pero amar también es *ponerse en el lugar del otro* y darle lo que pensamos que es mejor para él y él mismo quiere y busca. Esta es otra de las claves para que el amor pueda consolidarse, crecer y hacerse de más calidad.

Comprometerse con alguien es reservarle su vida afectiva. *No hay amor auténtico si no existe un compromiso voluntario*, mediante el cual uno se hace cargo de cuidar y atender a esa persona. El vínculo es el lazo necesario del amor. Dar su palabra y ofrecerse a mantenerlo. El amor es invitar a proyectarse juntos, ofrecer lo que se es y lo que se tiene. *El amor verdadero exige la libertad del amado*. Así de claro y de rotundo. Esto puede costar entenderlo, pero es lo que hoy sucede. *La libertad de cada uno queda comprometida por el amor*. He ahí la importancia del tema en el sentido más amplio de la palabra. *Amar es comprometerse, entregarlo todo*. También supone esperar recibirlo todo; donación recíproca. Uno quiere esforzarse por decir que sí ahora y con el paso de los años. Lo he dicho en otras páginas de este texto: *solo quien es libre, es capaz de comprometerse*.

7. *El amor es dinámico*

El amor no es algo estático, sino dinámico. Seguimos nuestro recorrido explicando *la alquimia del amor duradero*. Y entramos ahora en el séptimo apartado. No debe perder de vista el lector que la secuencia tiene un orden. Por otra parte, hay que saber que todos estos componentes deben irse dando dentro de la persona, formando un mosaico, una estructura, un todo sistematizado, un armazón afectivo en donde están los grandes elementos que van a darle consistencia a ese amor.

La esencia del amor consiste en la entrega de uno mismo a la persona amada. En el desarrollo de la afectividad se produce un proceso con tres etapas distintas:

1. Ser parte del *ser-para-la-vida*, que engloba al instinto de conservación y a todo el mundo de los impulsos (en el ser humano no hay instintos como en el animal).

2. A continuación, se pasa por el *ser-para-sí*, que es cuando uno se posee a sí mismo, cuando va siendo dueño de su propia persona (es una etapa clave en el devenir de uno mismo).

3. Finalmente se llega al *ser-para-otro*, que tiene dos fases a su vez: una que es la capacidad *para estar* con otra persona, y una etapa ulterior, *ser-con-otro*, que significa ya el poder compartir, entregarse, convivir, hacer la vida juntos.

Desamor

El odio

Lo contrario del amor, el *odio*. Sería lo radicalmente opuesto a él. *El odio es un sentimiento de repulsa y rechazo hacia alguien, que alberga en su seno un deseo de revancha, de producirle un daño concreto que va desde la difamación hasta el daño físico y moral.* Como sucede en cualquier sentimiento, sus grados pueden ser de gran intensidad a moderado. Y tiene mucho que ver con hechos concretos en donde uno se ha visto claramente perjudicado por esa persona. Cuando es muy profundo puede convertirse en un motor de vida, que empuja y mueve a ver el modo de destruirle.

Siempre hay que intentar ver su origen y las causas y motivos que lo desencadenaron (las *causas* son físicas y los *motivos* son psicológicos). Aquí entra la importancia de hacer una *interpretación lo más correcta posible de lo que sucedió*. Por eso es bueno buscar un consejero, una persona sensata y con buena cabeza, que ayude a enfocar de forma adecuada lo que ocurrió. Los psicólogos y los psiquiatras sabemos cómo ayudar a enfocar bien el tema, porque asoma una pasión muy frecuente en estos caos que es el *rencor: sentirse dolido y no olvidar*; pero es más que eso, es un *resentimiento*, un afecto negativo que invade la mente y se transforma en un pensamiento obsesivo que atrapa de forma negativa a esa persona, tiene un todo persistente. De tal manera que, cuando, por los motivos que sean, viene ese recuerdo al escenario mental, produce una reacción de sufrimiento que invita a cualquier tipo de revancha hacia la persona causante de ello. Es un dolor moral o psicológico relacionado con una ofensa. Y cuesta olvidarlo. La psicología del olvido tiene aquí una importancia evidente.

En estos días de octubre de 2023, el odio terrible de los radicales del grupo terrorista Hamás ha perpetrado una masacre histórica en Israel que ha provocado más de mil muertos, muchos heridos y unos ciento cincuenta secuestrados.

El odio puede ser un potente motor que dirige una vida, puede ser personal o nacional. Es la guerra servida en bandeja.

El resentimiento

La memoria es un archivo de vivencias que se almacenan en unas zonas concretas de nuestro cerebro y que se ordenan por edades o momentos de la vida y por temas. Hay una *memoria a corto, medio y largo plazo,* según la referencia temporal. Porque existen en ella diferentes leyes, pero una muy destacada en lo que estamos aquí exponiendo es la *disolución de contenidos mnémicos con el paso del tiempo:* se van disolviendo, se desdibujan e incluso pueden cambiar sus interpretaciones y enfoques... pierden actualidad, salvo que se trate de acontecimientos de gran dureza o que han marcado de forma negativa la vida de una persona.

Saber olvidar lo negativo es salud mental. Y al revés, la incapacidad para olvidar lo malo puede convertir a una persona en amargada, dolida, echada a perder... neurótica. De hecho, una persona psicológicamente sana desde el punto de vista de la temporalidad está dentro de esta ecuación: vive instalada en el *presente* intentando sacarle el máximo partido; ha sido capaz de reconciliarse con su *pasado,* con todo lo que eso significa: cerrar heridas, perdonar y perdonarse, pasar las páginas negras y olvidar todo ese material...; y vive sobre todo con objetivos de *futuro,* que es la dimensión más rica, teniendo ilusiones y planes por alcanzar. Si no puedes cambiar el pasado, sí puedes diseñar el futuro.

El resentimiento como cuadro clínico en psiquiatría
¿Qué nombre le podemos poner al resentimiento, desde el punto de vista psiquiátrico? Lo podemos enmarcar dentro de lo que la American Psychiatric Association llama *reacciones o trastornos adaptativos* y que tienen estas características:

1. Aparición de síntomas emocionales o de conducta en respuesta a un hecho estresante evidente, que puede ser claramente identificado. Se trata de algo *objetivo*, rotundo, pero que, lógicamente, tiene una parte *subjetiva*, que depende de muchos factores personales. Y esto va desde la muerte de un ser querido de forma inesperada, el suicidio de alguien cercano… una humillación flagrante, no haber conseguido un puesto profesional luchado durante mucho tiempo y un largo etcétera.

2. Los principales síntomas pueden ser depresivos, de ansiedad, de rabia o ira (descontrol), obsesiones intrusas, desconfianza (paranoides) o una secuencia sucesiva de ellos que se alternan, según los momentos evolutivos.

3. El sujeto tiene un acusado malestar psicológico, que se manifiesta en un deterioro de su vida familiar, profesional y social. El resentimiento es en el fondo un odio impotente para restaurar la herida producida. Nietzsche habla en su libro *La genealogía de la moral* de una idea muy suya: *la rebelión de los esclavos*, que encuentran una compensación en una venganza imaginaria.

4. Puede tratarse de una vivencia negativa única o múltiple, puntual o recurrente.

La siguiente **historia clínica** puede aclararlo:

Se trata de un abogado de treinta y seis años que se presentó a unas oposiciones a cátedra universitaria. Después de una trayectoria de estudio muy sólida y publicaciones abundantes de calidad, se encuentra que las dos personas que han sido sus maestros y que uno de ellos ha sido su director de su tesis doctoral y que ha sido como su mentor y en el que tenía puestas todas las esperanzas, por una serie de presiones del tribunal que juzga la oposición a profesor docente, ambas personas no le apoyan y finalmente no le dan su voto.

Era la tercera vez que se presentaba. Todo apuntaba a que esa plaza sería para él, pero unas imposiciones de última hora hicieron que estas dos personas se echaran atrás y no le apoyaran...

Cuando yo veo a esa persona en consulta, tiene una *reacción adaptativa de resentimiento muy potente*, en donde se mezclan manifestaciones de rabia, indignación, melancolía, con obsesiones mentales continuas que no le abandonan: «Estoy roto. El rencor es lo que tengo dentro, porque no me explico cómo me han podido tratar de esta manera, después de años de convivencia universitaria y colaboraciones en diferentes publicaciones... yo tenía una confianza total en ambas personas».

Ha intentado hablar con ellos, pero no ha sido posible la comunicación.

Otro **ejemplo clínico**, centrado en las relaciones afectivas, nos puede ilustrar:

Se trata de dos personas que están saliendo desde hace tres años. Él tiene treinta y seis años, es ingeniero, y por su trabajo tiene que viajar frecuentemente a países de la Unión Europea. Ella tiene veintiocho y trabaja en una empresa de publicidad. La relación durante unos dos años y medio ha sido buena y ella madre…, pero en los últimos meses se ha vuelto extraña, con discusiones frecuentes, con desconfianzas por parte de ella. Y lo han dejado en los últimos tiempos cuatro o cinco veces y siempre él ha sido el que ha tomado la iniciativa para seguir con la relación.

Y me cuenta él, que ha venido a la consulta, muy afectado, lo siguiente: «Hace un mes que ella se fue con unas amigas a un crucero, coincidiendo con sus vacaciones, y durante dos días no me cogió el teléfono… Me dijo que lo había perdido, pero llamé a una de sus amigas a la que conozco bien y me dijo que lo tenía, pero que lo había apagado; finalmente, al tercer día hablé con ella, y la encontré muy rara, distante, con ganas de acabar pronto la conversación telefónica. Y a su vuelta, voy a cenar con ella y le pido que me explique qué ha pasado y me dice: "No sé qué decirte, estoy confundida y yo que fui la que te presioné para que nos casáramos, ahora he conocido a otro hombre y me va más que tú y tienes que entender que las cosas han cambiado…".

»Doctor Rojas, yo estoy entre destrozado y sorprendido, y como yo la he tratado a ella y a su familia en estos años, no me creo que ahora me despida de ese modo, porque ha conocido a otro hombre en ese crucero y dice que es maravilloso… No sé qué pensar, no me la quito de la cabeza, la tengo todo el día en mi mente. Hace un mes que no hablamos y he tenido que pedir la baja en mi trabajo»[24].

---

24. En los amores que no han funcionado, los pensamientos obsesivos producen un gran sufrimiento.

En este caso se exploran temas distintos. Una relación que poco a poco se fue deteriorando por celos de ella, con frecuentes desencuentros, que después de unos días vuelven, y que ella, finalmente, decide dejarle deprisa y corriendo. Insisto en lo que he comentado antes: aquí se produce una amalgama de sentimientos negativos que saltan, suben, bajan... y van desde el resentimiento a la obsesión, pasando por la perplejidad.

La terapia ha sido farmacológica (para frenar la ansiedad obsesiva por un lado y para corregir el fuerte insomnio), así como de psicoterapia: para que sea capaz de cerrar esa herida grave para él, y pueda aceptar la realidad... de que esa mujer no era muy equilibrada.

Y la tercera historia está enmarcada en la infidelidad de la pareja.

Se trata de un matrimonio de cuarenta y seis años él y cuarenta y uno ella. Llevan catorce años casados. Él es aparejador y ella es enfermera en un gran hospital. Tienen tres hijos. Él ha tenido una ayudante quince años más joven, que vino a trabajar como sustituta de una persona que acababa de dar a luz y con la que ha congeniado mucho profesionalmente. Viene la mujer a consulta y me dice:

«Llevo mucho tiempo queriendo hablar con usted, doctor Rojas, o con su hija, la doctora Marian Rojas-Estapé, porque nunca pude pensar que mi marido me fuera infiel. A él le costó mucho salir conmigo, porque de entrada no tuve *feeling* con él, porque me pareció una persona arrogante y muy pagada de sí misma, pero me insistió mucho y empecé a salir con él y congeniamos. Es muy trabajador, se ha hecho a sí mismo, es emprendedor, muy vital y no se rinde fácilmente... Fue a través de su teléfono móvil cómo me enteré de una serie de SMS y WhatsApp y fue porque un día se olvidó del móvil en el coche y sin darme casi cuenta lo cogí y me encontré con esto... Estoy abatida y yo le he dicho de todo, pero no sé qué hacer... ¿Usted qué me aconseja? ¿Qué hago...? Soy lectora de alguno de sus libros y quiero su opinión...».

Le digo que me dé el perfil de la personalidad su marido, sus principales características. Luego le hago estas preguntas a ella, para que me las responda despacio: «¿Qué es lo que más te gusta de su personalidad, lo que menos?, ¿cuáles son tus fortalezas y tus debilidades...?, ¿cuáles son las cosas que más te estresan? y ¿qué te dice tu "voz interior" cuando viene a tu cabeza el tema de la infidelidad de tu marido?».

Con esta cascada de preguntas estoy con ella en varias sesiones, pero enseguida me doy cuenta de que es una persona con capacidad para perdonar, que, aunque está herida, eso se puede sanar. Me cuenta su vida y voy haciendo una síntesis de los principales rasgos psicológicos de ella y le hago dos terapias conjuntas: psicoterapia y biblioterapia. Es decir, objetivos psicológicos y libros que le ayuden de verdad, de cierta calidad.

Y en la psicoterapia le digo que una de las cosas más grandes que puede hacer el ser humano ante un agravio de este tipo es perdonar, luchar por conseguirlo y el esfuerzo por olvidar. Y la animo a hacerlo. Y le explico la siguiente anécdota: estando yo en un anticuario del sur de España, vi en el suelo, medio enrollado, un tapiz que me pareció de gran belleza y le pedí a la persona que me estaba atendiendo que lo abriera, y me encantó, aunque me advirtió: «Hay que mirarlo por detrás, porque estaba roto, tuvo un descosido, pero una persona de nuestro equipo de restauración, que es muy habilidoso, lo ha arreglado; lo íbamos a tirar... y mire cómo ha quedado». Y le dije al anticuario, con un cierto atrevimiento, porque me conocía de otras veces, pero nuestro contacto había sido sobre todo profesional: «Para mí este tapiz del siglo XVIII y su historia representan lo que realmente es el amor, el amor de verdad, el auténtico... que ha estado roto, resquebrajado, y alguien se ha tomado la molestia de recomponerlo, y es muy bonito, pero es necesario darle la vuelta y ver que ha estado a pique de ser desechado... Así es el amor humano».

Y luego tracé una serie de pautas de conducta para ella, tras un perdón histórico[25] que le pidió el marido delante de mí (en otra sesión), para luchar por no sacar la lista de reproches, volver a empezar, compartir más cosas juntos, cuidar el tiempo de calidad entre ellos, dialogar más y pasar las páginas negativas de atrás. Hoy la pareja goza de una salud afectiva espléndida.

---

25. Recomiendo dos libros sugerentes en este sentido: Jean Guitton, *Cuando el amor no es romance*, Sociedad de Educación Atenas, Madrid, 1971; y Jennifer Benson, *El poder del perdón*, Ediciones Sígueme, Salamanca, 2012.

4 | Alegría* y tristeza

Alegría

Son otras dos piezas sentimentales claves. Dos estados de ánimo que marcan la afectividad. *La alegría es un sentimiento de gozo, de contento, de animación, de dicha, que se produce por algo bueno que nos ha sucedido: desde haber alcanzado un objetivo por el que hemos luchado o conseguido una meta largamente esperada.* La alegría se manifiesta por *dentro* y por *fuera*, es interior y exterior. Es uno de los paisajes del ánimo más fundamentales, produce complacencia, entusiasmo.

Hay una gradación afectiva que quiero explicar y que va de abajo arriba, de menos a más: *placer-alegría-felicidad.* El *placer* es la culminación de un deseo que produce una sensación de disfrute, de agrado y que puede ser físi-

---

* Buena parte de estas ideas las expuse en una conferencia pronunciada en el MoviCenter Montevideo (Uruguay) el 1 de mayo de 2023.

ca, psicológica, social o cultural; una buena comida, las relaciones sexuales satisfactorias, una fiesta o un buen libro que nos tiene atrapados en sus páginas o un concierto extraordinario... son muchos los matices, pero se mueven en ese contexto. El placer es la satisfacción de algo sensible. Suele desembocar en una experiencia de reposo y en ella vibran los tres éxtasis de la temporalidad: pasado, presente y futuro; se disuelven las vivencias negativas del pasado, se saborea el presente en lo que ha sucedido y, de alguna manera, el futuro asoma con buenos presagios y esperanzas.

La *alegría* está por encima del placer, tiene más sustancia, más fuerza y nos damos cuenta de que la vida nos enriquece[1] de alguna manera. Las hay silenciosas y ruidosas; las alegrías tienen formas cambiantes, se mueven, se cruzan y entrelazan, forman alianzas, se superponen con estilos diversos... incluso lloramos de alegría, que es una forma notable de expresar lo inexpresable.

La *felicidad* consiste en estar contento con uno mismo viendo la *tabla de resultados biográfica;* como suma y compendio de la vida auténtica, como consecuencia de haber sabido ser coherente y diseñar una trayectoria personal armónica. Hay una *felicidad puntual* que se refiere al hoy y ahora y que explora el momento, y otra *felicidad estructural* que analiza nuestra existencia en panorámica y vien-

---

1. Toda educación tiene como objetivo de fondo patrocinar la alegría. Educar es convertir a alguien en persona. Es un árbol con muchas ramas.

do cómo han ido funcionando los grandes temas de la existencia[2].

Pues bien, *la alegría está por encima del placer y por debajo de la felicidad*. Porque la felicidad es un resultado, es síntesis de nosotros mismos. Apretado resumen de lo que hemos ido haciendo con nuestra vida de acuerdo con lo que proyectamos.

Pongo un ejemplo concreto.

Se trata de una mujer de treinta y dos años que acaba de sacar las oposiciones a notarías. Ha estado preparándolas desde los veinticuatro años; en dos ocasiones se ha retirado y en otras dos ha aprobado algunos ejercicios, pero ha sido a la quinta vez cuando lo ha conseguido.

La he visto en consulta en sus momentos malos e incluso se planteó dejarlas, pues en medio de todo eso ha tenido dos relaciones afectivas complicadas, especialmente la segunda, en donde se equivocó de persona y estuvo de baja laboral durante dos semanas… Ha tomado medicación; en un principio le pauté ansiolíticos a dosis bajas y un fármaco para corregir el insomnio, pero más adelante necesitó tomar antidepresivos y le hice un programa de psicoterapia, pues sufrió mucho en su segunda ruptura afectiva.

Le sugerí un lema: *never give up*, nunca te rindas, que lo utilizó Winston Churchill en sus épocas de primer ministro. Y, al mismo tiempo, la animé a planificarse mejor, a relativi-

---

2. Lo veremos en el capítulo «Felicidad e Infelicidad». Pero no olvidemos que a la felicidad se la puede nombrar y estudiar de muy distintas formas y manera. Es un pozo sin fondo. Su contenido y geografía son interminables.

zar momentos difíciles al cantar los temas con el preparador... y finalmente sacó las oposiciones por las que había luchado tantos años: «Qué alegría tengo de, por fin, haber alcanzado esta meta, esta ilusión mía desde los últimos años de mi carrera de Derecho. Ahora veo todo el esfuerzo que he realizado y me siento muy contenta, porque ha merecido la pena todo lo que he superado. Este es uno de los momentos más importantes de mi vida y me ha valido mucho la divisa que me recomendó: *nunca te rindas*, ahora tengo ya una subida de la autoestima fuerte...».

Otro ejemplo:

Estoy viendo desde hace unas semanas un chico de veinte años que acude a la consulta porque ha repetido dos años seguidos primero de Derecho; en dos años académicos ha aprobado tres asignaturas. Viene con sus padres. Cuando viene un adolescente, yo no le veo de entrada, lo hace una persona de mi equipo, pues lo habitual es que no tenga conciencia de su problema o está perdido o no sabe bien qué es lo que le sucede. Y, en consecuencia, hablo con sus padres, para que me den una información más precisa. Ellos me dicen: «El principal problema de mi hijo son los estudios: es muy vago, falta mucho a clase, le cuesta estudiar, dice que no se concentra, pero la realidad es que está todo el día enganchado al móvil, y luego su comportamiento es casa no es bueno: es muy egoísta, solo piensa en sus cosas; tiene dos hermanos: uno de veintidós y una hermana de diecisiete (que es mucho más madura en todo que este hijo nuestro). Su habitación está siempre desordenada, nosotros se la ordenamos de vez en cuando (me dice su madre) y nos está haciendo sufrir mucho.

»Mi marido es médico y yo soy enfermera. Ambos tenemos mucho trabajo, pero no hemos ocupado de nuestros hijos desde siempre, aunque con este todo ha sido muy difícil, pues desde los quince años ha sido un chico rebelde, contestón, difícil de manejar y que manipula todo con sus buenas palabras».

Le paso una serie de test de personalidad a los padres, para que los hagan como si fueran su hijo, poniéndose en su piel. Y les hacemos lo que nosotros llamamos en nuestro argot un *rastreo psicológico* de su hijo: infancia, adolescencia, primera juventud, cómo han sido sus estudios en el bachillerato... así como qué le quitarían y qué le añadirían a su personalidad para mejorarla (cosas muy concretas). A continuación, me voy con mis ayudantes, que me comentan la entrevista tenida con él, y luego me voy a tener mi primera entrevista con este joven. Lo primero que me dice es: «Yo no sé para que vengo a esta consulta, yo no estoy mal de la cabeza, mis padres se han empeñado en que venga y se han puesto muy pesados y aquí estoy». Le pregunto: «Pero ¿qué crees que te pasa a ti, por qué tus padres están tan preocupados por tu persona?». Él responde: «Bueno, a mí lo que me pasa es que no me gusta estudiar y no me concentro, y el médico del colegio me dijo que yo tengo un TDH y lo que necesito son unas pastillas, que llevo tomándolas muchos meses...».

El TDH significa un *trastorno por déficit de atención e hiperactividad.* Es un diagnóstico muy frecuentes en niños y adolescentes y podríamos decir que está de moda. Se trata de un cuadro clínico bastante bien tipificado, que consiste esencialmente en: falta de atención a detalles pequeños de la vida ordinaria, que conducen a serias dificultades para las tareas escolares o actividades lúdicas; tendencia a la dispersión mental; en ocasiones parece que no prestan atención a lo que se les dice: oyen pero no escuchan; dificultad para terminar las tareas propias del colegio o encargos u obligaciones propias de su edad; problemas para organizarse en sus tareas diarias; pérdida de libros o cuadernos escolares o juguetes o lápices...

A cualquier chico con fracaso escolar enseguida se le aplica este diagnóstico, sin profundizar en la enorme importancia que tiene hoy la llamada *inteligencia auxiliar*, que es decisiva en estos años[3]. Y cuando vamos hablando con él, nos damos cuenta de dos cosas: una, que la medicación que se le ha prescrito para su cuadro clínico (Concerta de 36 mg en el desayuno y de 18 mg en la comida; se trata de metilfenidato, un potente activador para mejorar la capacidad de concentración y su rendimiento mental) no le ha ayudado nada... lo que significa que no es correcta la etiqueta diagnóstica; otra, que él no es consciente de que le domina la pereza para casi todo lo que significa un esfuerzo escolar, es desordenado, pierde el tiempo de manera continua, tiene una adicción al móvil y a alguna de las nuevas tecnologías... y tiene un fondo desmotivado.

---

3. Inteligencia es la capacidad para captar la realidad en su complejidad y en sus conexiones. Hoy hablamos de *inteligencias en plural*, porque se han descrito muchas modalidades. Se llama *inteligencia auxiliar* a aquel estilo que se concreta en una serie de herramientas que elevan la inteligencia básica o general que uno tiene a un alto nivel y que son: *orden, constancia, voluntad, motivación, capacidad de observación y la facultad de armar algo de algo interesante.* De todas ellas la más importante es la *voluntad*: la pieza clave de la conducta.

Se trata de un chico relativamente abierto, que está como acomplejado porque no rinde y no sabe estudiar. Y hay un factor negativo añadido, su madre especialmente (su padre no actúa de este modo) le repite constantemente mensajes tales como: «Estudia, ponte a preparar ese examen que tienes, pierdes el tiempo, deja el móvil...». Y, a pesar de tener razón, la pierde por su insistencia machacona.

Le explico a la madre que existe una ley en psicología que se llama *ley estímulo-respuesta* que se define así: la repetición reiterada de un mismo estímulo verbal a un adolescente, cuando llega a un número de veces excesivo, induce, por agotamiento de esa incitación o persuasión, a hacer lo contrario de lo que se pretende. Hay que seguir la conducta siguiente: *administración inteligente y pausada de ese estímulo verbal*. Repetirle ese mensaje muy esporádicamente y cambiar el lenguaje.

Le digo a este adolescente su diagnóstico en primera persona: tengo un *problema grave de voluntad y sus dos piezas añadidas: el orden y la constancia*. Le hago un test de inteligencia general (de Raven) y tiene un nivel medio-alto. Inicio con él un *programa de conducta bidimensional*, en el que cada *objetivo* se acompaña de un *instrumento*, y en una libreta psicológica vamos explicándole cada una de estas pautas. Cada dos semanas viene a revisión y un día a la semana los repasa con su padre, antes de cenar, en un momento relativamente bueno para ambos (excluimos a su madre porque es bastante impaciente y le dice a su hijo las cosas demasiado directas y sin filtro).

Estos son los *objetivos psicológicos* resumidos:

1. Conocer mi diagnóstico: *grave problema de voluntad, orden y constancia*.

2. Saber que lo que a mí me pasa no se soluciona con pastillas.

3. Una vez a la semana voy a ordenar mi habitación; ordenar es saber tirar lo que estorba.

4. Ir a clase a diario, no faltar nunca (salvo que esté enfermo).

5. Tomar apuntes durante la clase y tener un cuaderno concreto para cada asignatura.

6. Tengo que terminar primero de Derecho: me quedan tres asignaturas, y hacer un organigrama con la ayuda de mi padre y del doctor.

7. Aprender a estudiar; seguir las indicaciones que me ha dado el doctor: apagar el móvil y las redes sociales; luchar por tener los cinco sentidos en lo que estoy estudiando; no levantarme de la mesa de estudio; ser capaz de estar una hora delante de los libros y luego hacer cinco minutos de descanso.

8. Tener una *tabla de ejercicios de gimnasia de voluntad*: pequeños y diarios; no hago lo que me pide el cuerpo, sino lo que es mejor para mí.

9. Aprender a subrayar, a hacer resúmenes, reglas nemotécnicas... trabajar la memoria.

Y así sucesivamente. No quiero alargarme, pues son muchos los comportamientos trabajados con él. Hemos sabido motivarlo y también hemos trabajado con los padres. Y su hermana menor también nos ha ayudado a animarlo en mejorar su rendimiento: muchos días estudia con él.

Meses más tarde ha aprobado el curso académico y está ilusionado con sacar el segundo entero. Está adquiriendo el hábito de estudio. Ha mejorado su conducta en casa (colabora en tareas domésticas, hace pequeños favores).

Al año siguiente aprueba todo en junio y con algunos notables. Hablo con él y me dice: «Estoy muy contento porque he cambiado bastante y quiero seguir en esta línea, ahora me doy cuenta de que lo mío no era de una pastilla que me cambiara, ahora entiendo lo que usted me decía, doctor, que la voluntad es más importante que la inteligencia. Es una alegría grande y me lo nota todo el mundo».

Me dicen sus padres: «Estamos muy contentos; en un año aproximadamente ha vuelto la alegría a nuestra casa e incluso hay más unión entre nuestros hijos... nuestro hijo ha dado un giro enorme en positivo».

La alegría es satisfacción, estado festivo que es consecuencia de que un propósito ha llegado a su destino; es el resultado de un logro. Y para ello es necesario que nuestros objetivos sean concretos, medibles. Cuando son difusos, etéreos, vagos, imprecisos... no acaban en nada. *La alegría es una manifestación de que vamos bien en la vida personal, en alguna parte de ella.* No olvidemos que, como la vida es tan rica y compleja, siempre habrá parcelas que estén más endebles, menos firmes y que es necesario trabajar y esforzarse con ellas.

La tristeza tiene una cierta relación con el descontento y este es debido, en muchas ocasiones, a no estar uno contento con su suerte, aunque muchas veces lo que sucede es que vemos las cosas a través de un cristal empañado, se nos presentan de forma borrosa, imprecisa y, en esos momentos, se deslizan pensamientos negativos que pueblan la mente de pesimismo y es necesario aprender a detectarlos, para saber echarlos fuera. En cualquier existencia hay alegrías y tristezas, optimismos y desalientos y a veces son extremosos y nos arrastran hacia un cierto hundimiento de ánimo. Y lo curioso es que horas y días después, toda esa flotación melancólica se disuelve y desaparece. Son los vaivenes del estado de ánimo, a menudo condicionados por una imaginación suelta y sin control. Conseguir una buena *estabilidad emocional* es una tarea muy fructífera, aunque es complicado conseguirla; se trata de una tarea de artesanía psicológica[4]. También la voluntad tiene aquí un papel destacado.

Voluntad es determinación, propósito firme en algo específico, poniendo todos los medios posibles para irlo alcanzando. Voluntad y motivación forman un binomio. Si se tiene educada la voluntad, la alegría está a la vuelta de la esquina.

En las depresiones bipolares[5] la alegría existe en la *fase eufórica*, que es cuando el paciente está en un episodio de arriba, tiene lo que pudiéramos llamar una *alegría patológica*, que, si el paciente es joven, aún no sabe distinguir:

---

4. Aquí es esencial aprender a controlar bien estímulos externos (que nos pasan), estímulos internos (ideas, pensamientos e imaginaciones, que sin dueño producen mucho daño mental) y saber tener buena tolerancia a las frustraciones.

5. Son enfermedades del estado de ánimo debidas a un desorden bioquímico cerebral, hoy bastante bien conocidas. Se trata de la alternancia de episodios depresivos (tristeza, apatía, decaimiento anímico, disminución acusada del interés por todo o incapacidad para disfrutar de las cosas con las que habitualmente gozaba, ganas de llorar, pensamientos negativos, etc.) y otros de euforia o maniacos (estado de ánimo muy elevado, expansivo, hablar continuamente, autoestima exagerada, pensamiento acelerado, distraibilidad, aumento de la actividad, compras irreflexivas, etc.). Hoy su pronóstico ha cambiado gracias a tratamientos muy efectivos.

verborrea, dinamismo, hiperactividad, fuga de ideas (pasar con gran celeridad de un tema a otro sin profundizar en ellos), una alegría desbordante sin mucho fundamento, compras compulsivas, hablar en exceso y hacer preguntas indiscretas y un largo etcétera. Cuando la persona bipolar tiene ya una cierta experiencia de lo suyo, se da cuenta y también los familiares más cercanos, que dicen cosas como estas: «No es él, está fuera de su banda intermedia de ánimo... lo notamos enseguida, y cuando esto ocurre se lo decimos, y si le cuesta aceptarlo, llamamos a su psiquiatra para que se explique mejor».

Tristeza

La tristeza es un sentimiento de pena, de aflicción y desconsuelo, que se vive como desdicha y que se suele acompañar de la necesidad de llorar y lamentarse. Es la otra cara de la alegría. Y está ocasionada por algo negativo que ha sucedido y que se vive como derrota, como algo que no ha salido bien o que ha salido mal. La clasificación de los motivos desencadenantes da lugar a un catálogo de factores que pueden ser físicos, psicológicos, familiares, económicos, sociales, profesionales, etc. Y cada uno de ellos se abre en abanico y nos muestra muchas posibilidades.

El núcleo de la tristeza es la melancolía. Es un malestar interior en donde desciende el estado psíquico y la mente de la persona se puebla de pensamientos negativos, recuerdos desagradables y un estado de abatimiento. Cuando alguien está así, los psiquiatras le decimos: trata de describir lo que sientes, tus vivencias, lo que está pasando dentro de ti. Cuando hay un cierto nivel de cultura, el relato es más rico, tiene más elementos, pero en todos ellos se repite el mismo *ritornello: pesadumbre acompañada de vivencias de dolor psicológico.*

Dice don Quijote: «Cada uno es hijo de sus obras… cada uno labra su propia desgracia». Lo he mencionado ya en estas páginas: a lo largo de nuestra vida, cuando nos paramos para hacer un alto en el camino y valorarla, salen los grandes temas y hacemos recuento, arqueo, medida. Y estas exploraciones suelen ser siempre deficitarias, porque muchas cosas no han salido como esperábamos o han escogido un camino negativo o han surgido problemas y cuestiones serias, difíciles de superar…

Hay tristezas profundas y graves y otras superficiales y menos densas. Y entre ambas cabe un espectro intermedio de formas de esa melancolía. Voy a poner dos ejemplos clínicos siguiendo esta consistencia. Hay distintos tipos: unas tristezas son *motivadas* (debidas a algo que ha sucedido y producen este estado psicológico) y otras son *inmotivadas* (que son las que se dan en las depresiones endógenas o en los llamados trastornos depresivos mayores y que son de origen bioquímico y suelen tener un fondo hereditario). Veremos ejemplos de ambas.

Vamos con un **caso clínico** *de tristeza motivada o psicológica*:

Viene a la consulta una mujer de sesenta y nueve años, se parada desde hace unos veinticinco años, que vive sola y que tiene dos hijos, con los que no se habla. Ha hecho dos intentos de suicidio, uno hace cuatro años y otro hace uno. Vive en una ciudad pequeña y poco a poco se ha ido quedando aislada. Me dice lo siguiente:

«Hace mucho tiempo que quería venir a consulta, pues he leído alguna cosa suya, pero siempre lo he ido dejando por un motivo u otro. Yo estudié enfermería y he trabajado en distintos hospitales. Mi marido estudió ingeniería. Ambos hemos trabajado en lo nuestro, aunque mi marido a jornada completa, yo solo por la mañana o por la tarde y con las guardias de fin de semana.

»Desde el principio mi matrimonio fue mal. Yo me casé muy enamorada, fue un noviazgo de año y medio, pero nos veíamos solo los fines de semana y yo realmente no lo conocía… muy desde el principio nuestra relación no funcionó: enfados continuos por cosas pequeñas, él no era una persona cariñosa, más bien fría y muy práctica para la vida; pasábamos días sin hablarnos y él era muy duro de palabra conmigo. En cuatro años tuvimos a nuestros dos hijos y fue para mí una ilusión largamente esperada: hija e hijo. Mi marido casi no se podía ocupar de ellos porque trabajaba de diez a doce horas al día, con frecuentes viajes por nuestro país y también por el extranjero… y yo me sentía mejor cuando él no estaba en casa.

»Fueron pasando los años y mi marido no me valoraba, pues decía que su trabajo era mucho más importante y rentable que el mío; esto significó una fuente de baja autoestima para mí y nos fuimos distanciando. Él se ocupó poco de los hijos y ambos tuvieron muchas dificultades en los colegios públicos en los que estudiaron. La hija mayor ha sido desde el principio muy conflictiva, tanto en los estudios como en otros aspectos: desde los catorce años tuvo anorexia-bulimia, que más tarde se asoció con dismorfofobia[6]. Su evolución no fue buena y esto me hizo sufrir mucho y tuve malas relaciones con ella...

»Mi hijo tuvo fracaso escolar. Dejó los estudios y entró a trabajar en una empresa de ordenadores, en donde no supo moverse bien con las personas que mandaban allí. Con veinticuatro años se fue de casa y se unió a los veintiséis a una chica, con la que vivió unos cinco años y después se separó de ella. Yo, por aquel entonces, le dije que no me gustaba su novia, que no era la adecuada para él, y por esto dejó de hablarme; luego ha tenido varias parejas más... pero desde hace años no hablamos, no me llama... ha sido una historia de desencuentros total.

»Me separé de mi marido a los diecisiete años de habernos casado. Le aguanté demasiado... Lo que yo he sufrido no es normal, he tenido mala suerte y yo no sé qué camino tomar en este momento. Llevo años jubilada. Me he ido quedando casi sin amistades, también porque a mí me cuesta tomar la iniciativa para llamarlas, y he tenido frecuentes ideas de suicidio, de hecho, he tenido dos intentos. En el segundo me corté las venas y una vecina mía me llevó a urgencias. He sido creyente, pero, por unas cosas y por otras, me he ido enfriando.

---

6. Esta enfermedad consiste en la *deformación de la percepción del propio cuerpo*, de forma obsesiva y negativa. En el caso de la persona que nos ocupa se refería sobre todo a su cara (decía ella esto: «Tengo los ojos pequeños y demasiado hundidos; la frente muy grande, una nariz muy ancha por abajo y demasiado voluminosa; y los labios demasiados finos»), y a su pecho «excesivo y no bien proporcionado». El psiquiatra pone objetividad en todo ello y en realidad tanto su cara como su pecho estaban dentro de los límites normales, con una estética bastante positiva.

»Me pregunta usted por mi estado de ánimo: estoy triste hasta el máximo, mi vida no tiene sentido, no quiero vivir... no sé, doctor, si hay algo que pueda usted hacer por mí, no sé si el tema sería una pastilla que me revitalice... o qué es lo que usted puede hacer por mí».

Estamos ante lo que se llamaba en el pasado una *depresión exógena o reactiva*, debida a un sumatorio de factores negativos de distintas intensidades. Hoy, siguiendo los criterios de la American Psychiatric Association, hablamos de *reacción o trastorno adaptativo depresivo*, que consiste en la aparición de síntomas emocionales como consecuencia de factores estresantes claramente identificables y que producen sobre todo un fuerte estado depresivo y un deterioro muy significativo de la vida familiar, laboral y social. Este cuadro clínico no se cura con antidepresivos, sino con una *terapia integral*: mezclar a la vez algún fármaco para la ansiedad y el insomnio (que ella padecía), pero su tristeza es *motivada o psicológica*, como consecuencia de errores graves en tema decisivos... Eso no se disuelve con antidepresivos y sí puede ayudar algo el empleo de sedantes. La palabra *integral* significa mezclar a la vez *psicoterapia* (ayudarle a cerrar heridas del pasado, tener objetivos pequeños positivos), *laborterapia* (tener la vida más llena, con actividades interesantes que le conduzcan a ampliar sus relaciones), *socioterapia* (la soledad es muy mala en estas circunstancias...) y *biblioterapia* (le he recomendado un par de libros sencillos de autoayuda y una novela con trama y calidad que ocupe su cabeza). El pronóstico es complejo, pero este debe ser el diseño.

Vamos con la *tristeza depresiva o inmotivada*. **Caso clínico:**

Se trata de un hombre de sesenta y tres años, que viene por primera vez a nuestra consulta hace tres años: «Yo he tenido depresiones desde hace años. La primera fue con veintitrés años, recién terminada mi carrera de Farmacia. Fue en primavera y todo ocurrió en una semana aproximadamente: empecé a dormir mal, estaba como embotado mentalmente y no podía concentrarme, me fui poniendo triste y apático y sin ganas de hacer nada… y en dos o tres semanas yo estaba como en un túnel. Yo había estudiado en la carrera de Farmacia que existían depresiones y que eran más o menos así. Fui al médico de cabecera y me recetó un antidepresivo de los clásicos (Anafranil-25: en desayuno, comida y media tarde), y en unas semanas mejoré mucho, pero engordé como seis kilos; lo fui dejando poco a poco… hasta que suspendí el tratamiento.

»A lo largo de mi vida habré tenido unas seis o siete fases. Mi abuelo materno tuvo depresiones y una tía materna también y llegó a estar ingresada en un hospital durante un mes. Yo me he ido enterando de esto poco a poco. Siempre lo peor es que me hundo, me pongo triste sin motivo, sin ganas de nada y como flojo en todos los sentidos».

En este caso hay varios temas de interés: se trata de *fases depresivas recurrentes estacionales* (casi siempre se han producido en primavera), son inmotivadas (no hay factores desencadenantes ni predisponentes que las pongan en marcha), hay antecedentes familiares depresivos y solo en una ocasión le pusieron estabilizadores del ánimo. Nosotros, al principio de verlo, le pusimos medicación antidepresiva endovenosa durante dos semanas y luego otras dos semanas intramuscular, ambas produjeron un efecto muy positivo. También antidepresivos de la familia de la Paroxetina vía oral, un inductor del sueño y lo que podríamos llamar, con cierta licencia terminológica, *un reductor de la recaída o estabilizador*: lamotrigina de forma gradual hasta llegar a 100 mg en desayuno y cena, que ha sido clave, pues desde hace tres años no ha presentado ninguna recaída en primavera. Aquí todo es *endógeno, biológico*. Y la medicación es la clave.

¿Qué diferencias hay entre la tristeza depresiva y la tristeza psicológica o motivada?

Es interesante conocerlas, porque con mucha frecuencia se confunden. No perdamos de vista que la palabra *depresión* se utiliza en el lenguaje de la calle para expresar momentos o días de un cierto bajón de ánimo: se habla de la depresión del domingo por la noche o de la depresión posvacacional, o la gente joven habla de la *depre*. Son formas de hablar sin rigor. *En la depresión como enfermedad, la tristeza es profunda y paraliza toda la actividad de la persona de forma significativa.*

DIFERENCIAS ENTRE LA TRISTEZA DEPRESIVA Y LA TRISTEZA PSICOLÓGICA O MOTIVADA (ROJAS, 2023)		
	DESCENSO DEL ESTADO DE ÁNIMO NORMAL. TRISTEZA NORMAL	DESCENSO DEL ESTADO DE ÁNIMO PATOLÓGICO. TRISTEZA DEPRESIVA
Motivos	Bastantes evidentes. Uno o un conjunto de motivos lo han desencadenado.	No existen motivos desencadenantes, pero las racionalizaciones del paciente pueden fabricar falsas razones justificativas. Origen bioquímico.

	DESCENSO DEL ESTADO DE ÁNIMO NORMAL. TRISTEZA NORMAL	DESCENSO DEL ESTADO DE ÁNIMO PATOLÓGICO. TRISTEZA DEPRESIVA
Sentido	Es psicológicamente comprensible. Hay factores predisponentes y desencadenantes claros.	Psicológicamente incomprensible. No hay relación de sentido en las depresiones endógenas.
Vivencia	Melancolía, tristeza, cambio negativo de la afectividad…, pero con capacidad aún para modificar positiva o negativamente el mundo emocional.	La vivencia es más honda y profunda: se vive como duro y de difícil salida. Cierta anestesia afectiva, que se percibe como no--poder-estar-ya-más-triste, cuando es muy aguda.
Intensidad	Menor. Dependiendo, lógicamente, del tipo de motivo, de los desencadenantes.	Mayor. Sobre todo, en las formas bipolares y típicas; menor, en las monopolares, atípicas y ligeras.
Duración	Su curso longitudinal tiende a disminuir a medida que pasa el tiempo. El tiempo cura casi todas las heridas. Es menos prolongada. Aunque siempre dependerá de la naturaleza y características del motivo que pone las en marcha. Si la intensidad y la duración persisten, la reacción depresiva se va vitalizando y se transforma en depresión vitalizada y endorreactiva o mixta.	Duración mayor, sobre todo en las formas de curso natural, no diagnosticadas. Y también cuando se trata de la primera o segunda fase. En las depresiones multifásicas los silencios clínicos se acortan y las interfases depresivas se pueblan de síntomas psíquicos no primeramente depresivos.

	DESCENSO DEL ESTADO DE ÁNIMO NORMAL. TRISTEZA NORMAL	DESCENSO DEL ESTADO DE ÁNIMO PATOLÓGICO. TRISTEZA DEPRESIVA
Rendimiento	Descenso muy brusco al principio en las esferas profesional, intelectual, práctica, social y familiar. Recuperación paulatina, al compás del paso del tiempo para volver al estado inicial.	La trayectoria es inversa: poco a poco se va deteriorando este, pero, una vez alcanzado, es más intenso y duradero. Sus capacidades = profesional, intelectual, práctica, social y familiar.
Plano de los valores (axiológico)	Descubre el mundo de los valores. El sufrimiento más profundo trae consigo el conocimiento más puro.	No descubre valores, sino que los distorsiona. Solo las formas leves pueden ser axiológicas (descubrir valores). Ayudar a un crecimiento psicológico.
Somatización	Se encarna en la expresión facial, los gestos y la expresión corporal global, pero está provista de síntomas o quejas somáticas.	El cambio negativo de la afectividad es corporeizado. Las manifestaciones somáticas localizadas más frecuentes son, por este orden: cabeza, zona precordial, epigástrica y extremidades superiores e inferiores.

	Descenso del estado de ánimo normal. Tristeza normal	Descenso del estado de ánimo patológico. Tristeza depresiva
Ideas y/o tendencias suicidas	Invita a reflexionar sobre la vida y la propia biografía..., pero se vive como una pérdida reparable. Rara vez asoman ideas suicidas, salvo en graves rupturas afectivas.	Las ideas de suicidio pueden aparecer ya al principio de la fase o cuando esta se ha instaurado claramente. Se puede describir una secuencia de fenómenos en las depresiones típicas: ideas de muerte = ideas de suicidio = estadio ambivalente = etapa de las influencias informativas = posible fijación de las ideas/tendencias suicidas = decisión y paso al acto.
Plano psico-motor	Menor inhibición.	Inhibición más acusada. Bloqueo, paralización, enlentecimiento...
Psico-terapia	Tiene una gran importancia. Es esencial diseñar pautas de conducta.	Tiene escasa importancia.
Fármaco-terapia	Fundamentalmente ansiolíticos y sedantes e inductores del sueño.	Los distintos antidepresivos tienen aquí su indicación más precisa.

	DESCENSO DEL ESTADO DE ÁNIMO NORMAL. TRISTEZA NORMAL	DESCENSO DEL ESTADO DE ÁNIMO PATOLÓGICO. TRISTEZA DEPRESIVA
Biblioterapia	Puede ser muy útil. Una buena novela que ocupe la cabeza. También textos psicológicos relativos a los factores desencadenantes.	Tiene poca fuerza por la falta de interés y la disminución evidente de la concentración.
Socioterapia	Es importante. Y se complementa con la psicoterapia.	Es poco importante. Aunque en las formas marcadas por las tendencias suicidas tiene un efecto controlador de la conducta y psicoterápico.
Conducta	La disminución de los refuerzos es mucho menor y su recuperación es más acelerada.	Estado afectivo caracterizado por una pérdida generalizada del refuerzo.
Psicología cognitiva	Pensamientos negativos y emociones desagradables. Configuración de patrones mentales de poca estabilidad, que no llegan a convertirse en esquemas si se arbitran unas mínimas medidas lógicas y psicológicas (reconocimiento de los pensamientos negativos, control de los mismos, saber echar fuera ideas intrusas).	Expectativas negativas generalizadas. Distorsión y falsos esquemas cognitivos. Desaprendizaje social muy marcado. Pensamientos irreflexivos melancólicos. Grave trastorno del procesamiento de la información = ideas, juicios y comportamientos desadaptativos.

5

Paz y miedo o ansiedad

La paz es la serenidad en el orden interior

La paz es un sentimiento de tranquilidad exterior e interior, que se vive como sosiego y quietud. No significa ausencia de conflictos o dificultades, sino haber alcanzado *un estado de ánimo de serenidad en el orden interior.* Tener orden por dentro es una mezcla de armonía, equilibrio, reconciliación con los demás y con uno mismo, consenso, tolerancia... es decir, que se hospedan en su interior distintas voces afectivas cercanas al reposo.

Cuando uno es joven busca emociones fuertes, intensas, llenas de energía, en donde uno se explora a sí mismo. Cuando uno es mayor, cuando tiene una cierta edad, busca sentimientos de paz. La vida tiene estos dos registros. Una de las puertas centrales de entrada a la felicidad, cuando se alcanza una cierta edad, es la paz. Hablamos de la *paz personal*, puesto que existen diversas modalidades geográficas: la *paz mundial*, la *paz europea*, la *provincial*... y, por supuesto, la referida a muchos ámbitos de la vida *profesional* y *social.* En todas ellas vibra el mismo concepto: tranquilidad y sosiego.

Lógicamente, la que nos interesa a nosotros es la *paz de la persona.* Alguien es equilibrado cuando no pierde la paz en las adversidades y es capaz de mantener un cierto autodominio. Para conseguir esto se necesita madurez, que es saber valorar las cosas que nos suceden con una cierta moderación, con una buena *justeza de juicio:* evaluar la realidad sabiendo darle a cada hecho la importancia que tiene. No es fácil hacer esto, sobre todo por el factor de acontecimiento inesperado, que rompe nuestra calma, y para lograrlo hay que fomentar las siguientes variables:

1. Aprender a *desdramatizar.* No convertir un problema en un drama, una contrariedad en algo más grande. Dar una valoración más moderada. Se aprende a vivir nadando en mares tranquilos y encrespados. *Mares tranquilos no hicieron buenos navegantes.* Y para eso es importante tener claras las ideas sobre tres temas fundamentales: *¿Quién soy yo, adónde voy y con quién?* Y tres son las respuestas: luchar por ir teniendo una *personalidad equilibrada,* que es una tarea artesanal, lenta y gradual, de ir puliendo nuestra forma de ser, con influencias positivas y modelos de identidad sanos[1]; después, saber diseñar un *proyecto de vida* bien

---

1. Esto significa haber crecido con referentes atractivos, personas reales que sirven de ejemplo para ser imitadas, que arrastran con su fuerza, su coherencia de vida y sus enseñanzas. Yo le pregunto a mis alumnos más jóvenes: cuando seas mayor, ¿a quién te gustaría parecerte? Hay que buscar modelos humanos que nos lleven a imitarlos.

estructurado, en donde residen cinco grandes asuntos, cada uno con sus adecuadas proporciones en ese programa: *amor, trabajo, cultura, amistad y aficiones;* la tercera respuesta es saber realizar de mejor manera la *elección afectiva*: tener el tino de dar en el blanco con la persona más adecuada, otra de las cuestiones decisivas de la existencia.

2. Saber *tener perspectiva*. Lo que significa tener una visión panorámica de la vida personal, mirar desde una cierta altura, tener la *visión del águila*, poner las luces largas y otear el horizonte y descubrir que detrás de fracasos, errores y cosas que no han salido como esperábamos se puede descubrir un segmento positivo, un ángulo optimista. Y, de este modo, hay derrotas que, al cabo de un cierto tiempo, se convierten en victorias. La atalaya desde donde analizamos los hechos, por su altura, nos revela una dimensión que estaba oculta y sabemos hacer una lectura mejor de lo ocurrido, porque son muchas las veces que los fracasos nos ayudan a crecer como ser humano, porque pulen las aristas y aspectos negativos de nuestra personalidad: los reveses, las decepciones y contratiempos contienen valores escondidos que nos curan de nuestra arrogancia, nos hacen más sencillos, fortalecen la voluntad y nos invitan a volver a empezar. La visión corta y la visión larga: el *cortoplacismo* no levanta la mirada.

3. *El fracaso está en el subsuelo de cualquier vida.* Y al ser libres podemos fallar, equivocarnos, enfocar temas importantes de forma inadecuada. Saber y aceptar que las frustraciones son necesarias para la maduración de nuestra personalidad: *el fracaso enseña lo que el éxito oculta.* Nos enseñan

lecciones que no vienen en los libros. *A muchos los despertó el fracaso y a otros los adormeció un éxito temprano.* Dicho de una forma más sintética: los que pierden, ganan.

4. Utilizar la *inteligencia auxiliar*, especialmente la herramienta que lleva la voz cantante en esta modalidad, la *voluntad*, como facultad para ser capaces de ponernos objetivos[2] concretos y luchar y motivarnos por irlos alcanzando. Voluntad es disciplina, esfuerzo continuado por llegar al objetivo propuesto, creciéndonos ante las dificultades que antes o después asoman, saltan, suben, bajan, nos rodean.

5. En una palabra, es importante cultivar la *resiliencia*. Es la capacidad para superar momentos difíciles, traumáticos, de gran adversidad y no hundirse[3]. Es capacidad de adaptación frente a un agente que perturba la armonía personal de forma grave. El concepto viene de los metales: la capacidad de doblarse sin partirse. Decía el premio nobel Camilo José Cela: «El que resiste, gana». Resistir las adversidades que llegarán en la vida, y hacerlo con fortaleza, hace al ser humano sólido, fuerte, rocoso, como las piedras de una catedral románica o gótica[4].

---

2. Las *metas* son demasiado amplias, mientras que los *objetivos* son precisos. Quiero ser más culto, esa es la *meta*, excesivamente abierta y difusa; mientras que el *objetivo* aterriza en esto: leer un libro cada semana.

3. Por eso la educación es tan compleja. Una mala educación a los hijos es darles todo y que no tengan ninguna privación. Ese camino, a la larga, no es sano, porque no los prepara para crecerse ante las dificultades y reveses que, antes o después, llegarán en sus vidas. Véase el libro de R. Santos, *La resiliencia*, Almuzara, Sevilla, 2020.

4. La felicidad es el sufrimiento superado: plenitud y olvido, culminación y amnesia.

El ser humano no ha sido creado para ser esclavo, sino libre. Pero vivimos en una sociedad rica y compleja, llena de cosas positivas y, a la vez, de ofertas permanentes en donde uno se pierde a sí mismo con dos notas que se han ido filtrando en nuestra sociedad, como son la *permisividad* y el *relativismo*: unas libertades sin límites y donde se ha ido desfigurando la verdad sobre el ser humano[5] son modas que lo debilitan y lo desdibujan.

La felicidad es una vida lograda, con la paz en la entrada

La paz nos abre hacia el castillo de la felicidad. *La felicidad es una vida lograda.* Es una vida plena, en donde hay un sentido. El sentido de la existencia tiene tres características: es, ante todo, *dirección*: hay objetivos y metas hacia donde se dirigen nuestros pasos; es también *significado*: es la realidad última de sus actos y la motivación empuja hacia ello; y es, además, *coherencia*: pretensión de que entre la teoría y la práctica exista una buena relación, entre lo que uno piensa y lo que uno hace. *Por el camino de la vida coherente uno se hace auténtico y de ahí se va llegando a la felicidad*: esta es otra de las puertas de entrada. Esto se puede expresar de otra manera: procurar que haya en nosotros el

---

5. Lo más grave es la *ideología de género*. Hay varios antecedentes a destacar. La *revolución sexual del mayo del 68*, con el lema «prohibido prohibir». Después, el congreso sobre población en El Cairo en 1994. Posteriormente el congreso sobre la mujer en Pekín en 1995, en donde el concepto de *sexo* se cambia por *género*: uno puede hacer con su sexualidad lo que quiera.

menor número de contradicciones posibles. Son tres unidades a destacar: *dirección, significado y coherencia.*

Cuenta la filósofa Hannah Arendt[6] cómo se produjo el secuestro de Eichmann (teniente coronel nazi que estuvo en los campos de concentración) en Argentina de forma rocambolesca. Fue conducido a Israel para ser juzgado en 1960. Ella siguió el proceso con enorme atención y se quedó sorprendida de que el procesado repitiese con la mirada extraviada, como si hablara de un tercero: «Me limité a cumplir las órdenes, yo no soy culpable de lo que me imputan, recibí indicaciones de Himmler y Heydrich, mis superiores… fue el lenguaje administrativo, ese fue mi único lenguaje». Fue impresionante verlo en la cabina de cristal desde la que declaraba, frío y distante, defendiéndose como si fuera un mero asunto de sus superiores. La maldad mostrada en toda su dureza, en donde uno se queda impresionado de lo que fue la máquina del nazismo sesgando vidas, una detrás de otra… Y yo me pregunto: ¿cómo pudo suceder esto? ¿Nadie pudo pararlo? Y luego vino el comunismo[7], tratando de igualar socialmente al pueblo, privan-

---

6. Hannah Arendt, *Eichmann en Jerusalén*, Debolsillo, Barcelona, 2017.

7. Una de las personas que más sabe de comunismo es la profesora de Historia Moderna de la Universidad de Washington, Anne Applebaum, que señala que los dos claves de ese mundo terrible eran el *miedo* y la *mentira*. Véase *Gulag. Historia de los campos de concentración soviética*, Random House, Barcelona, 2012. Sugiero, además, dos libros que me han abierto mucho los ojos sobre esa etapa de la historia: José Cuenca, *De Suárez a Gorbachov*, Plaza y Valdés, Madrid, 2014. El autor fue embajador de España en Rusia desde 1986-1991, por tanto, vivió la *glasnost* y la *perestroika* y el final de la Guerra Fría a partir de noviembre de 1989; también el texto de Stéphane Courtois, Nicolas Werth, Jean-Louis Panné *et al.*, *El libro negro del comunismo*, Edicio-

dolo de su libertad..., y los comités de defensa de la revolución (CDR) y el control policial de la conducta de cualquier ciudadano... No podemos llamar paz a la esclavitud y a la falta de libertad y al pensamiento único, el lenguaje del pueblo.

Para alcanzar una *vida lograda* hay que ver la existencia en su totalidad. Y el primer escalón es *conocer nuestras fortalezas* y también *nuestras debilidades*. El conocimiento propio es un trabajo necesario y exige pararse a pensar sobre nuestra forma de ser y nuestro programa personal de vida. Al mismo tiempo, *ser sincero con uno mismo*, vernos desde el patio de butacas y *ser sincero con los demás*. El que se ha acostumbrado a mentir se disocia, presenta dos personalidades y, a la larga, distorsiona la percepción de la realidad.

La paz es un resultado, es la consecuencia de la integridad de la persona: buena relación entre la teoría y la práctica de la propia existencia. Ya lo he dicho antes y eso se llama coherencia, buena relación entre las distintas partes del proyecto, rectitud de conducta, que la totalidad de lo que somos y hacemos tenga una adecuada armonía. Y el mejor lugar para aprender la paz es en la *familia*, si esta funciona de forma sana y es capaz de acoger a sus miembros y educarlos y encaminarlos hacia lo mejor, respetando sus particularidades y modos de ser.

---

nes B, Barcelona, 2020. La experiencia cubana es más cercana para nosotros los españoles por el idioma. El resultado desde 1959 hasta la fecha es terrible: desde la falta de paz, al estado de terror, pasando por una pobreza colectiva sin precedentes...

La moral es el arte de vivir con dignidad; es el arte de usar de forma correcta nuestra libertad. La moral no es una cárcel, sino un lugar que nos hace libres. Saber comportarse de forma humana y sobrenatural ante las diversas circunstancias de la vida. *La moral es el arte de vivir con honestidad y rectitud.* Vivir de acuerdo con las propias convicciones.

Ansiedad*

Lo contrario de la paz es el miedo, la intranquilidad, el desasosiego, la guerra... la ansiedad. Pero me voy a centrar primero en el *miedo* y después en la *ansiedad*.

El miedo es un temor ante algo concreto que nos produce un daño o un riesgo. Los psicólogos y los psiquiatras decimos que el *miedo* es un temor específico, concreto, determinado, objetivo ante algo que viene de fuera y parece que se nos aproxima trayéndonos inquietud, desasosiego, un cierto estado de alarma. Aquí percibimos un *peligro real.* Y frente a él, uno se defiende de forma racional, lógica: si tengo miedo a hablar en público porque tengo que dar una charla a una veintena de personas y hablar delante de ellas no es fácil para mí, lo que hago es que me lo preparo lo mejor posible, repito lo que voy a decir yo solo unas cuantas veces, me tomo un sedante a dosis bajas una media hora antes, y adelante; si tengo miedo al avión (por alguna experiencia negativa anterior), procuro hacer algún ejerci-

---

* Parte de estas ideas las expuse en el Servicio de Urgencias del St. Paul's Hospital de Vancouver (Canadá), el 16 de agosto de 2023.

cio práctico de relajación días antes y un rato antes, e igualmente me tomo algún tranquilizante a dosis bajas y cojo el avión; y así sucesivamente.

La ansiedad es una vivencia de temor en donde el objeto está como difuso, etéreo, vaporoso, desdibujado, indefinido pues ese temor viene de todas partes y de ninguna. Comparte con el miedo la impresión de indefensión y zozobra[8]. Lo diría de este modo: *mientras el miedo es por algo, en la ansiedad se desvanecen los algos... es por nada.* Es decir, el miedo es un temor *con objeto*, mientras que la ansiedad es un temor *sin objeto*.

Ambas vivencias, *miedo* y *ansiedad*, tienen una puesta en marcha bioquímica: es, por una parte, el *cortisol* que es la hormona del estrés y de la supervivencia y activa la *glucosa* durante unas seis u ocho horas y se pone en marcha a su vez la *corteza prefrontal* que nos ayuda a pensar y a saber cómo afrontar esa amenaza clara (con objeto) o difusa (sin objeto) que se cierne sobre nosotros. El cortisol nos prepara para buscar una solución, una salida a esa emoción intensa que nos embarga y envía sangre a zonas musculares para ayudarnos a defendernos o a evadirnos de ese peligro que asoma delante de nosotros. El cortisol ayuda a que el oxígeno y la glucosa puedan cumplir sus funciones musculares. El ritmo cardiaco se acelera y hace que el corazón bombee más rápido, para que los músculos puedan responder mejor ante esa amenaza.

------

8. Una puntualización. En la *ansiedad* hay como actividad, como una intención de hacer algo por escapar de esa vivencia. En la *angustia* (se vive más o menos lo mismo) hay como un bloqueo, una paralización. Son palabras sinónimas, pero existen diferencias de matiz interesantes. Más adelante volveré sobre esto.

Y, por otra parte, se segrega *serotonina*, que es un neurotransmisor[9] que influye en el autocontrol y ayuda a la mejor percepción de la realidad y a enfrentarse a situaciones de gran tensión psicológica.

Hay dos modos esenciales de vivir la ansiedad: como *ansiedad generalizada* y como *crisis de ansiedad* o *de pánico*. Voy a exponerlas a continuación.

Ansiedad generalizada

Aquí, lo más relevante es un estado de ánimo tenso, de expectaciones negativas, de preocupaciones constantes, inquietud, desasosiego, sensación de fatiga, irritabilidad, tensión muscular... Hay como una anticipación de lo peor poco clara, que mantiene a esa persona como al acecho. Cuando los psicólogos y los psiquiatras atendemos a estas personas, lo primero que debemos hacer es dejar que expresen lo que siente, aunque, en ocasiones, puede no ser fácil explicarlo, pues se mezclan vivencias físicas, psicológicas y cognitivas (mentales). El relato en primera persona es un documento básico. Parte de la terapia es dejarle hablar y que cuente lo que siente o ha sentido, dejando que se exprese largamente, pues la catarsis[10] es importante.

Pronto se da uno cuenta de la desproporción que existe entre la vivencia de preocupaciones diversas y cómo estas

---

9. Los neurobiólogos dicen que las *hormonas de la felicidad* son la oxitocina, la serotonina y la dopamina.

10. Del latín *catarsis*: liberación o transformación interior, que sucede cuando uno se expande y cuenta lo que le pasa. En muchas sesiones de psicoterapia es esencial el desahogo.

no se ajustan a la realidad, pues son experimentadas de forma exagerada, desproporcionada…, pero es muy útil explicarle a la persona que tiene ansiedad generalizada, cuál es su origen, el porqué y cómo funciona la bioquímica.

Los principales síntomas los voy a distribuir de la siguiente manera, para ponerlos sistematizar mejor, en estas áreas:

1. *Síntomas físicos*

SÍNTOMAS FÍSICOS DE LA ANSIEDAD
• Taquicardia, palpitaciones (*heart racing*).
• Dilatación pupilar.
• Constricción de casi todos los vasos sanguíneos.
• Temblores: en manos, pies, y cuerpo en general.
• Hipersudoración.
• Boca seca.
• Tics localizados.
• Inquietud psicomotora.
• Dificultad respiratoria (que puede llegar al *soif d'aire*).
• Tensión abdominal.
• Polaquiuria (ir muchas veces a orinar).
• Náuseas.
• Vómitos.
• Despeños diarreicos.
• Opresión precordial.
• Pellizco gástrico.
• Sensación pseudovertiginosa (como si se fuera a caer).
• Inestabilidad en la marcha.
• Moverse continuamente de acá para allá (caminatas sin rumbo).
• Tocar algo con las manos continuamente.
• Hiperactividad global.

Si *la activación neurofisiológica es excesiva*, se añade:

- Insomnio en la primera parte de la noche.
- Pesadillas.
- Ensueños angustiosos (contenidos oníricos peligrosos, ilógicos).
- Sueño durante el día (a veces en forma de ataques de sueño).
- Anorexia-bulimia (perder el apetito-comer continuamente).
- Disminución de la tendencia sexual o aumento de la misma.

2. *Síntomas psicológicos*

SÍNTOMAS PSICOLÓGICOS DE LA ANSIEDAD

- Inquietud (*to be upset;* estar nervioso).
- Desasosiego, desazón, agobio.
- Vivencias de amenaza.
- Experiencia de lucha o huida (*flight or fight*).
- Temores difusos (*free-floating anxiety*).
- Inseguridad.
- Amplia gama de sentimientos timéricos (miedos diversos).
- Sensación de vacío interior.
- Presentimiento de la nada.
- Temor a perder el control.
- Temor a agredir.
- Disolución y/o rotura del yo.
- Disminución de la atención (hipoprosexia).
- Melancolía (*sadness*), aflicción.
- Pérdida de energías.
- Sospechas e incertidumbres negativas vagas.

Cuando la ansiedad es muy intensa:
- Temor a la muerte.
- Temor a la locura.
- Temor a suicidarse o a perder el control.

- Pensamientos mórbidos, perniciosos, retorcidos (*morbid thoughts*).

En términos subjetivos, pero más empíricos:
- Estado subjetivo emocional aversivo (repulsivo, hostil), relacionado con el presentimiento de un peligro más o menos inmediato y difuso, que se vive como *anticipación de lo peor.*

3. Síntomas de conducta

SÍNTOMAS DE CONDUCTA

- Comportamiento de alerta/estar en guardia, al acecho.
- Hipervigilancia.
- Estado de atención expectante.
- Dificultad para la acción.
- Inadecuación estímulo-respuesta.
- Disminución o ausencia de la eficacia operativa.
- Bloqueo afectivo/perplejidad, sorpresa, no saber qué hacer.
- Interrupción del normal funcionamiento psicológico.
- Dificultad para llevar a cabo tareas simples.
- Inquietud motora (agitación intermitente).

Trastornos del lenguaje no verbal (gestos, mímica).
- Expresión facial congelada (asombro, extrañeza, duda, estupor).
- Contracción del ángulo externo de los ojos.
- Expresión facial displacentera (rechazo-desagrado).
- Cara con rasgos de excitación, descontrol, preocupación.
- Frente fruncida.
- Cejas descendidas.
- Mejillas, boca y mentón: rígidos, tensos, contraídos.
- Tensión mandibular (trismo).
- Posturas corporales cambiantes, alternativas.

- Gestos de interrogación y extrañeza.
- Voz cambiante y con altibajos en sus tonos.

Test FAST (*Facial Affect Scoring Techinique*) es una prueba psicológica que compara expresiones faciales normales (que sirven de modelo) con las del sujeto explorado. Las diferencias se establecen según se aproximen o se alejen de un código de expresiones faciales: allí quedan reflejados el miedo, la sorpresa, la perplejidad, el asco, la preocupación, el enfado, la tristeza, etc.

4. *Síntomas cognitivos (mentales)*

SÍNTOMAS INTELECTUALES (COGNITIVOS)

Errores en el procesamiento de la información
- Expectativas negativas generalizadas.
- Falsas interpretaciones de la realidad personal («Todo me preocupa» / «Todo me sale mal» / «¡Qué mala suerte tengo!» / «Mis cosas siempre son difíciles...»).
- Pensamientos preocupantes (cargados de temores).
- Falsos esquemas en la fabricación de ideas, juicios y razonamientos.
- Pensamientos distorsionados (sin lógica, con predominio de emociones de matiz negativo).
- Patrones automáticos y estereotipados en la forma de responder (pensamiento irreflexivo-impulsivo).
- Tendencia a sentirse afectado negativamente (personalización ansiosa).
- Pensamientos absolutistas (utilización habitual de términos radicales: siempre, nunca, en absoluto, jamás... y selección de pensamientos irreconciliables).
- Centrarse en detalles pequeños desfavorables y sacarlos fuera de contexto ignorando lo que de positivo hubiere.
- Dificultad para concentrarse.

- Tendencia a que grupos de pensamiento nocivos se abran paso en la cabeza del sujeto ansioso. Generalizaciones permanentes.
- Atribuciones improcedentes de hechos personales.
- Tendencia a la duda (épocas y/o temporadas de dudas crónicas, que no son otra cosa que épocas y/o temporadas de ansiedad).
- Respuestas displicentes generalizadas que están presididas por un estado de alarma.
- Problemas de memoria (olvido de lo bueno y positivo / tener en primer plano lo malo y negativo).
- Olvido permanente de los aspectos gratificantes de la biografía.
- Continuos juicios de valor (inútil, odioso, imposible...).

Errores o insuficiencias en el proceso de la información que a ese sujeto le llega: sentirse perdido / falta de recursos psicológicos / interpretaciones inadecuadas / estar siempre pensando en lo peor, en lo más difícil... / ideas sin base y hasta irracionales que se han ido aceptando sin ningún tipo de crítica.

5. *Síntomas asertivos (que afectan a las habilidades sociales)*

Síntomas asertivos (trastornos en las habilidades sociales)
- No saber qué decir ante ciertas personas. - No saber iniciar una conversación. - Dificultad para presentarse uno a sí mismo. - Dificultad o imposibilidad para decir que no o mostrar desacuerdo en algo. - Graves dificultades para hablar de temas generales e intrascendentes. - Hablar siempre en lenguajes demasiado categóricos y extremistas. - Dar una respuesta por otra al hablar en público.

- Bloquearse al hacer preguntas o al tener que responder.
- Adoptar en demasiadas ocasiones una postura pasiva (bloqueo generalizado).
- No saber llevar una conversación de forma correcta (no saber tomar la palabra, ni cambiar de tema, ceder la palabra a otra persona, ni tener sentido del humor ante una situación un poco tensa, etc.).
- No saber terminar una conversación difícil.
- Pocas habilidades prácticas en la conversación con más de dos personas.
- No saber aceptar una broma o una ocurrencia divertida (sobre todo, al estar en grupo; la explicación: al estar en guardia, todo se interpreta peyorativamente, con recelo y suspicacia).
- Escaso entrenamiento para estar relajado en grupo.

Muchas de estas manifestaciones pueden suceder sin factores desencadenantes, de pronto, súbitamente, de improviso, y en esos casos hablamos de un origen bioquímico cerebral, en el que están implicadas las sustancias antes comentadas. Es la *ansiedad endógena o biológica*. Puede ser muy demostrativa la **historia clínica** siguiente:

Hablamos de un hombre de cincuenta y tres años, casado y con tres hijos, que trabaja de comercial en una empresa de alimentación. Él, últimamente, se ha centrado más en el tema de vinos, licores y bebidas en general. Al empezar la primavera empezó a sentir lo siguiente: «Fue con el cambio de estación, en la ciudad donde vivo de España casi no hay primavera y enseguida vinieron los calores en pleno mes de marzo y empecé a notar dos cosas: como falta de respiración o dificultad al respirar y estar nervioso, como intranquilo, inquieto; mi mujer me dice que estoy irritable, y es cierto, estoy como si estuviera esperando una mala noticia, no sé expresarlo bien. Y en estos últimos días me cuesta coger el sueño más de una hora, y en esos momentos mi cabeza no para... y vienen preocupaciones a mi mente, pero de cosas normales de mi vida».

Le pregunto: «¿Ha habido algo que le haya sucedido, alguna preocupación o algo que justifique ese estado de ánimo?». Él responde: «No lo sé, yo pensé en que pudiera estar como anémico, cosa que me ocurrió hace un par de primaveras, pero me acabo de hacer unos análisis y todo está correcto: esto le pasaba también a mi padre, y yo recuerdo que iba a su médico de cabecera y le daba unos sedantes y le iban muy bien... El problema es que yo estoy muy ocupado con mi trabajo y, cuando estoy así, rindo menos y estoy como ensimismado».

Le he pautado un ansiolítico a dosis moderadas, tres veces al día, y un inductor del sueño ligero una hora antes de acostarse. La respuesta clínica ha sido buena y le he explicado el origen de su ansiedad: endógena.

Otra **historia clínica** en donde el *estrés* tiene un papel decisivo. Es muy frecuente en los tiempos que corren. ¿Cómo podemos definirlo, cómo se produce? *El estrés es una respuesta del organismo a un estado de tensión profesional y social excesiva y permanente, que es difícil de cortar y que se da en personas adictas al trabajo o en situaciones laborales de mucho trabajo y en donde casi todo tiene que ser realizado de inmediato.* El estrés es la fórmula moderna de la ansiedad.

Hablamos de un hombre de cincuenta y nueve que se dedica a un fondo de inversiones. Lo lleva desde Madrid, pero opera sobre todo con Estados Unidos, Canadá, Singapur y Reino Unido. «Llevo años en esto, pero en los tres últimos años hemos ampliado nuestros clientes, y por la diferencia horaria, se podría decir que estoy demasiadas horas al móvil. No es solo la cantidad de horas, sino que no descanso y a veces son operaciones financieras complicadas, que necesitan un enfoque inmediato, y eso me ha llevado últimamente a dormir menos horas o estar siempre en guardia por si hay que hablar con gente de estos países. Para mí el problema es Nueva York y Singapur: he ido bastante veces y he vuelto roto, agotado… eso no es ir de turismo, todo lo contrario: una reunión detrás de otra, y vuelta al aeropuerto.

»Me pregunta usted lo que siento… pues tengo opresión en el pecho, sudo mucho, a veces como una sensación de temblor por todo el cuerpo, pero por dentro, y sobre todo me noto irritado, nervioso, cualquier pequeña información me hace reaccionar mal. Estoy siempre con demasiadas llamadas o noticias de mi negocio. Quizá a partir de las tres de la madrugada ya no atiendo el móvil, aunque está encendido por si hay algo. Muchos fines de semana me llevo trabajo a mi casa, no tengo más remedio. Tengo tres hijos y el mayor ya me ayuda algo en mi negocio… pero el problema es que yo estoy desbordado y no sé cómo gestionarlo y la relación con mi mujer también está afectándose, pues ella se queja mucho de que no le dedico tiempo… Y últimamente el insomnio me preocupa, cuando me voy a dormir a eso de las tres o tres y media de la madrugada, no puedo coger el sueño por el flujo de cosas que circulan por mi mente».

Estamos ante un estado de *ansiedad generalizada* desencadenada por un *estrés laboral* en un sujeto que es un verdadero *adicto al trabajo* o *workaholic*. Además de la medicación para la ansiedad y un hipnótico, es fundamental ayudarle a cambiar de ritmo de vida; si no lo hiciera, el pronóstico no es bueno... y se avecina una crisis de pareja bastante evidente. Le explico la importancia de aprender a *decir que no* ante continuas peticiones profesionales, que le lleva a estar saturado, sobrepasado de cosas.

Crisis de pánico o de ansiedad
Esta tiene el fondo de síntomas de la *ansiedad generalizada*, pero aquí todo sucede de repente, de forma inesperada, sorpresiva. Se trata de un episodio que tiene un comienzo brusco y en unos minutos se disparan una serie de manifestaciones que están en la siguiente línea: opresión precordial, palpitaciones, temblores, sudoración excesiva, dificultad respiratoria, sensación de falta de aire, temblores... y en los que asoman miedos y temores difusos e intensos, que en unos minutos alcanzan su máxima expresividad, con sensación de peligro inminente o un temor a morirse o estar cerca de la muerte[11].

---

11. La vivencia es impactante, durísima, inolvidable, y cuando es de enorme intensidad, el sujeto vive lo que yo llamaría *tres espectros amenazadores: temor a la muerte, temor a la locura y miedo a perder el control.*

De ahí arrancan los miedos anticipatorios, el estar en guardia ante la posibilidad de que eso se repita, y esto hace que la persona viva el presente empapado de un futuro de incertidumbre ante la posibilidad de que, en el momento más inesperado, aparezca de nuevo esa crisis.

Lo más habitual es que estas personas vayan a un servicio de urgencias médicas, en donde son explorados y, a menudo, no encuentran en los análisis correspondientes nada que justifique esa sintomatología. Muchos médicos de emergencia saben ya diagnosticar una crisis de pánico y es importante explicarle al paciente lo que le está sucediendo y cuál es su origen.

Insisto, pueden ser episodios puramente *endógenos*: no hay nada que los justifique y en consecuencia son bioquímicos[12]. Y los principales componentes que los desencadenan son la *amígdala*, por un lado, y la *vasopresina*, por otro. La primera está situada en la base del cerebro, en el lóbulo temporal, y ella es el núcleo de nuestra vida emocional y se encarga de las reacciones de miedo y angustia. La segunda, la *vasopresina*, es una hormona producida en el hipotálamo y es la responsable de manifestaciones de temor y de ansiedad y provoca cambios tales como taquicardia, sudoración excesiva, dificultad respiratoria..., además de una serie de componentes mentales diversos que van desde el miedo a la muerte o percepciones de peligros desdibujados pero que producen un enorme malestar. Es una respuesta psicológica a una amenaza o peligro inminente, que, como

---

12. El *sistema límbico*, que es la parte más primitiva del cerebro, es el encargado de gestionar las respuestas adaptativas ante la llegada de un peligro y lo realiza a través de la *amígdala*. Pensemos en un cine o un teatro repleto de gente, de pronto se oye una voz de ¡fuego! y esta envía un mensaje de huida o de buscar un refugio. Se trata de una respuesta automática, al ver un peligro inminente que afecta a nuestra integridad. Y al mismo tiempo, las *capsulas suprarrenales* segregan una hormona, la *adrenalina*, que acelera la respiración y la actividad cardiaca, dilata las pupilas y tensa la musculatura.

hemos comentado antes, produce un *estado de alerta, de anticipación de lo peor.*

Los síntomas de la crisis o del ataque de ansiedad son vividos con gran intensidad y producen un malestar tal que el sujeto presiente que se puede morir o que algo muy grave le está sucediendo, y le deja entre abatido y expectante ante la posibilidad de que eso se repita. Asoma el deseo de huir y, a la vez, el temor de lo peor, que no sabe expresar bien, pero que tiene tintes dramáticos.

Con frecuencia, el lugar donde se produce la *crisis* se convierte en un espacio que se llena de temor. Pensemos en la crisis que se da en un espacio cerrado (ascensor, tren, avión, grandes almacenes repletos de gente) o en un espacio abierto (un gran parque, en la calle). Cualquiera de ellos acabará por transformarse en un lugar que uno prefiere no frecuentar y en el que el miedo se hace más intenso. Si se trata del tren, el avión o el ascensor, gradualmente asomará la *fobia* a utilizarlos. Si es en los espacios abiertos, se desarrollará una *fobia* a ir por la calle o pasear por un amplio parque.

De la crisis de ansiedad a la fobia[*]

La *crisis de ansiedad* es una vivencia de inquietud y desasosiego que culmina con la anticipación de lo peor. *La fobia es un miedo de tal intensidad, terrible, superior a las fuerzas de esa persona, que produce dos reacciones: evitar y/o aplazar el lugar donde se produjo ese episodio. El miedo se*

---

[*] Buena parte de estas ideas las expuse en un «Taller sobre ansiedad y fobias» en la Universidad de Guadalajara (México) el 6 de octubre de 2023.

puede vencer con una voluntad fuerte o con alguna estrategia personal (tomarse una copa de coñac o una pastilla especial o llevando un amuleto sui géneris...). En la fobia es tal la intensidad de ese temor, tiene tal fuerza, que puede con ese sujeto y conduce a esos dos comportamientos apuntados: *evitar* o *aplazar* ese espacio o lugar. *Del miedo se defiende uno con medidas racionales. De la crisis de pánico o ansiedad es más difícil, porque la sensación temerosa tiene un fondo más difuso, vago, etéreo* pero que se concreta en el lugar donde se produjo. *El miedo se puede vencer o dominar con fuerza de voluntad o mecanismos que surgen de esa persona.* Por el contrario, *la fobia es un temor irresistible, enorme, insuperable y la reacción es rehuir, esquivar... o retrasar, posponer, demorar.*

El **caso clínico** que expongo a continuación es bastante ilustrativo.

Se trata de un hombre de cincuenta y seis años que se dedica a inversiones internacionales y opera en la bolsa de diferentes países. Viaja la mitad del mes por Estados Unidos y diversas capitales de Europa. Se trata de una persona activa, vital, dinámica y cuando acude a la consulta nos cuenta lo siguiente: «Doctor, vengo a verle porque me ha cambiado la vida, desde hace un mes, a raíz de un viaje de Madrid a Nueva York, en el que el avión se movió bastante, yo lo pasé fatal, porque empecé a sentirme inquieto, nervioso, viendo que el comandante del vuelo insistía en que nos pusiéramos los cinturones de seguridad, pero de pronto, empecé a notar que el corazón me latía muy deprisa, no podía respirar... creí que me ahogaba y la verdad sea dicha: creí que me moría, vi la muerte que venía hacia mí. Tuve ganas de gritar, pero me quedé bloqueado, pulsé el timbre y llamé a la azafata y le dije: me muero. Inmediatamente vino parte de la tripulación a atenderme, llamaron por si había algún medico a bordo, pero nadie apareció, y me tumbaron en la parte delantera del avión y me dieron un calmante: fue terrible lo que sentí, han sido los momentos más duros de mi vida. Al aterrizar el avión había una ambulancia esperándome y me llevaron a urgencias y me hicieron muchas exploraciones y análisis... y no me encontraron nada, me dijeron que todo estaba normal. Y cuando vengo, usted me dice que eso ha sido una *crisis de pánico*, y al explicarme lo sucedido, me he sentido mejor, pero lo que sí le digo es lo siguiente: no vuelvo a coger un avión en mi vida... eso lo tengo claro».

Al explicarle cuál es su diagnóstico y los mecanismos que lo han desencadenado, se ha quedado algo más tranquilo, pero inmediatamente ha asomado la *fobia a volar en avión*, cosa grave para él porque parte de su trabajo consiste en realizar vuelos largos. Le explico cómo se ha ido convirtiendo el *miedo a volar* en algo que se llama *fobia a tomar un avión*, que es un proceso muy habitual y que le vamos a hacer un tratamiento para superarlo. Y diseño un esquema terapéutico que consiste en los siguientes pasos:

1. *Entrenamiento bajo sugestión*: se deja caer en una camilla en la consulta, en una especie de diván y le ayudamos a que se relaje mediante técnicas sencillas y prácticas.

2. A continuación hacemos *una terapia de imaginación guiada*, que consiste en ponerle en situación mental, imaginativa, al mismo tiempo que se le ha dado una medicación especial de acción rápida, un ansiolítico eficaz, que tiene en su mano, con una minibotella de agua para tragar ese fármaco en caso de

necesidad por exceso de ansiedad. Y a la vez se le va llevando y acercándose al avión (mentalmente) y va por el pasillo de entrada del aeropuerto y luego por el *finger* del avión... Al mismo tiempo se le han dado una serie de *mensajes cognitivos positivos* que él va repitiéndose interiormente, sin ruido de palabras... unas misivas mentales, como una especie de *mantras orientales*, que neutralizan pensamientos intrusos negativos, tales como los siguientes: «Tranquilo, que no pasa nada. / Aprende a quitarle importancia a cualquier sensación física y/o psicológica que notes. / No te dejes invadir de pensamientos negativos. / ¡Ánimo, arriba, adelante, que puedes superar esta prueba si te lo propones! / Eres más fuerte de lo que tu piensas. / Crécete ante las dificultades. / El que empieza... tiene la mitad conseguido. / ¡Venga, vamos, que puedes lograrlo! / Dando este primer paso avanzas hacia tu curación. / La voluntad es la pieza clave de este momento, etc. / ¡Que tranquilidad saber que llevo la medicación especial de acción rápida conmigo! / ¡La medicación especial: la tranquilidad en el bolsillo! / Tómate la medicación si la necesitas, sin dudarlo...».

3. *Repetir la terapia de imaginación guiada* en distintos momentos y observar la reacción y el comportamiento de esta persona.

4. Pasar más adelante a *la exposición directa (en vivo) acompañando al paciente.* En el caso que nos ocupa, pudimos conseguir un pase especial para ir con este paciente hasta la entrada misma del avión y, al mismo tiempo, repetíamos con él esa cascada de sentencias (*mensajes cognitivos*) de forma lenta, parsimoniosa... saboreando cada frase.

5. La *exposición directa (o en vivo)* se acompañó previamente de un medicamento sedante de la familia del alprazo-

lam-0,5 mg que tomó unos cuarenta y cinco minutos antes de ir camino del aeropuerto, con el fin de disolver la ansiedad anticipatoria. Llevaba también la *medicación especial* para un momento en donde la ansiedad fuera más intensa: clonazepan-2 mg, para tomar media tableta o, si fuera insuficiente, una entera.

6. La primera vez que nuestro paciente cogió en avión fue en un vuelo Madrid-Barcelona, que dura solamente cuarenta y cinco minutos, y el resultado fue relativamente positivo: tenso y nervioso al principio, miedo al despegar y luego la *mensajería mental* funcionó bien, y al bajarse del avión dijo lo siguiente: «No me lo creo, pensé que nunca más cogería un avión… lo he pasado mal al principio, pero luego todo ha ido mejor, me he tomado la *medicación especial* y eso me ha ayudado mucho».

7. La terapia fue poco a poco de recorridos más largos. Nacionales al principio y luego vuelos de unas dos horas, por Europa. Fue más laboriosa la prueba de *tomar vuelos largos*… pero tras varios intentos, lo consiguió.

Diferencias entre miedo y fobia

| DIFERENCIAS ENTRE MIEDO Y FOBIA (Rojas, 2023) ||
Miedo	*Fobia*
Temor proporcionado y comprensible.	Temor desproporcionado e irracional.
Uno se defiende con hechos y argumentos lógicos.	La defensa habitual es la huida, el no enfrentarse con el objeto o la situación fóbica (mecanismo de evitación y aplazamiento).

El sujeto puede controlarlo de alguna manera.	El sujeto no puede controlarla, es superior a él, le rebasa.
Se puede superar con esfuerzos personales, presididos por la voluntad.	Para superarlas es necesario un tratamiento psicológico (terapia de conducta).
Muchos miedos son fisiológicos, normales, frecuentes en la vida, y se van venciendo con el tiempo.	Las fobias son siempre patológicas; algunas pueden vencerse al no tener el sujeto más remedio que enfrentarse a ellas, pero para superar la gran mayoría es necesaria una estrategia terapéutica.

CLASIFICACIÓN CLÍNICA DE LAS FOBIAS (Rojas, 2023)

Fobias traumáticas (o aisladas; se producen tras experiencias duras):
- Fobia a viajar en el avión.
- Fobia a los exámenes en general (o a los orales en particular).
- Fobia a ir al cine.
- Fobia a viajar en tren.

Fobias hipocondríacas:
- Cancerofobia.
- Sifilofobia.
- Cardiofobia.
- Fobia al sida.

Fobias habituales en muchas personas (fobias comunes):
- Fobia a la muerte (*tanatofobia*).
- Fobia al dolor (*algofobia*).
- Fobia a la soledad.
- Fobia a las serpientes, ratones, lagartos, reptiles...
- Fobia a la oscuridad (*nictofobia*).
- Fobia a las enfermedades (*nosofobia*).

Fobias estéticas:
- Fobia a la obesidad.
- Fobias referidas a alguna parte de la cara (*dismorfofobias*): nariz, pabellones auriculares, papada, raíz de implantación de pelo, etc.
- Fobia a expeler malos olores (*autodisosmofobia*).

Fobias de expectación:
- Fobia a los exámenes.
- Fobia a dar clase.
- Fobia a hablar en público.
- Fobia a ponerse rojo cuando hay otras personas (*eritrofobia*).
- Fobia al rendimiento sexual.

CLASIFICACIÓN DE LAS FOBIAS SEGÚN LOS AGENTES PRODUCTORES (Rojas, 2023)

Objetos:
- Fobia a la sangre (*hematofobia*).
- Fobia al polvo (*amatofobia*).
- Fobia a los alfileres (*aicmofobia*).
- Fobia a los metales (*metalofobia*).
- Fobia a los venenos (*toxifobia*).
- Fobia los astros (*astrofobia*).
- Fobia a los cuchillos.

Lugares:
- Fobia a los sitios con mucha gente (*antropofobia*).
- Fobia a los espacios abiertos (*agorafobia*).
- Fobia a los espacios cerrados (*claustrofobia*).
- Fobia a las multitudes (*oclofobia*).
- Fobia a las cimas, cumbres (*acrofobia*).
- Fobia al mar, río (*talasofobia*).

Enfermedades:
- Cancerofobia.
- Sifilofobia.
- Sidafobia.
- Fobia a las enfermedades, en general (*nosofobia*).
- Cardiofobia.

A amenazas externas:
- Fobia al calor, frío, lluvia, tormentas.
- Fobia a la luz fuerte (*fotofobia*).
- Fobia al polen de las plantas.
- Fobia a los ladrones (*harpaxofobia*).
- Fobia a las novedades (*cainotofobia*).
- Fobia a ser violada.
- Fobia a conducir el coche.
- Fobia a ser envenenado (*toxofobia*).
- Fobia al agua (*hidrofobia*).
- Fobia a hablar en público (*glosofobia*).
- Fobia a la suciedad (*misofobia*).
- Fobia a los cadáveres (*necrofobia*).

A amenazas internas:
- Fobia a volverse loco.
- Fobia a la alegría desbordante (*querofobia*).
- Fobia a pensar ideas raras.
- Fobias obsesivas.

Animales:
- Fobia a los animales, en general (*zoofobia*).
- Fobia a los gatos (*galeofobia*).
- Fobia a los perros (*cinofobia*).
- Fobia a los ratones (*musofobia*).

Personas:
- Fobia a los médicos (*galenofobia*).
- Fobia a los ginecólogos (*ginefobia*).

- Fobia a los dentistas (*odontofobia*).
- Fobia a los extranjeros (*xenofobia*).
- Fobia a los inspectores de Hacienda.
- Fobia a la suegra.

CLASIFICACIÓN DE LAS FOBIAS SEGÚN SU FRECUENCIA
(Rojas, 2023)

En la mujer:
- Fobia a los ratones.
- Fobia las cucarachas.
- Fobia a las lagartijas.
- Fobia a las serpientes.
- Fobia a hablar en público.
- Fobia a ser violada.
- Fobia al acto sexual (por temor a quedar embarazada).

En el hombre:
- Fobia al bajo rendimiento sexual (a la impotencia sexual).
- Fobia a hablar en público.
- Fobias traumáticas, en general.

En los niños:
- Fobia a la soledad.
- Fobia a la oscuridad.
- Fobia a estar en una habitación cerrada.
- Fobia a la ausencia de la madre en casa.
- Fobias escolares (a ir al colegio, a los exámenes, a hablar en público).

Son temores de distinta intensidad, más que fobias en sentido estricto.

Felicidad e infelicidad

6

Felicidad*

El tema de la felicidad es un pozo sin fondo. Se la puede estudiar desde ángulos tan distintos, desde vertientes tan diferentes, que inevitablemente tengo que resumirla, intentando espigar lo que es más sustancial de ella. La bibliografía sobre este tema es hoy inmensa. Quiero centrarme en lo esencial, según mi manera de aproximarme a este denso tema.

No hay un verbo sobre la felicidad. Su expresión más habitual se forma con el verbo *ser* y el adjetivo *feliz*. Y manejamos las dos expresiones. *Ser feliz*, que tiene una cierta prolongación temporal, que se alarga; en cambio, *estar feliz* se refiere más al presente, al momento actual, es un paisaje positivo transitorio.

---

* Buena parte de estas ideas fueron expuestas por mí en el Congreso Internacional de la Juventud (UNIV) celebrado en Roma, en el Palacio Apollinare, el 12 de abril de 2022.

Es fácil naufragar ante la ingente bibliografía sobre lo mucho que se ha dicho sobre este tema; hay un enorme repertorio de posibilidades de aproximarse a este concepto, porque se trata de una realidad difícil de apresar: es etérea, vaporosa, desdibujada, difusa, imprecisa... Es como si fuera a echar a volar, hay en ella algo de misterioso. *La felicidad tiene que ver con muchas cosas*: repertorio de referencias y vertientes que surgen de aquí y de allá y que es realmente difícil apresarlas en su totalidad. Lo que está claro es que el ser humano no cesa de buscarla, y, al mismo tiempo, podemos decir que *la felicidad afecta al núcleo último de la vida*.

El tema de la felicidad está cada vez más presente en el pensamiento moderno. Julián Marías afirma: «La vida es la realidad radical y el ser humano no cesa de buscarla: todo lo que hace, lo hace con el propósito más o menos deliberado, al menos con la esperanza, de aumentar su felicidad»[1]. Y saltan preguntas aquí y allí. ¿Qué es la felicidad?, ¿cuáles son sus principales contenidos?, ¿se puede ser feliz siempre? Lo que está claro es que tiene una tonalidad positiva en el estado de ánimo y que, unas veces, se refiere a la exploración de *la vida en su conjunto* y, otras, *solo a momentos felices*. La felicidad es una imponente madeja con muchas laderas, un pozo sin fondo. Y, al mismo tiempo,

---

1. Julián Marías, *La felicidad humana*, Alianza Editorial, Madrid, 1987. Me parece un libro excepcional, lleno de observaciones atinadas, de ángulos diversos desde los que este gran pensador español se cuela por distintos vericuetos donde asoma la felicidad. Me gusta su expresión: «La felicidad es un imposible necesario».

cada época se centra más en un contenido y minimiza otros. En la historia de Europa lo vemos claro en sus raíces: Grecia, Roma, el cristianismo, la mística y la modernidad... han ido plasmando un estilo y un enfoque concreto, pero a la postre hay que decir que *la felicidad total nunca se logra en esta vida*, entre otras cosas, por la enorme cantidad de matices que se dan en su interior y, además, porque nuestra cabeza es capaz de jugarnos malas pasadas y analizar mal hechos pasados o recientes o preocupaciones claras o enmascaradas en relación con el futuro. Yo, como psiquiatra, a veces les digo a mis pacientes que *la felicidad es* peace of mind, *paz en la mente, serenidad interior.* Y se da cuando ya uno tiene una cierta edad y explora las capas profundas de su personalidad y su biografía, y entonces valora, escruta, tasa lo que ha ido haciendo con su vida de acuerdo con lo que proyectó. Se trata de hacer cuentas con uno mismo y hacer una lectura lo más positiva posible de lo vivido.

Voy a enumerar alguna de esas laderas o dimensiones:

1. Desde el punto de vista de la *temporalidad*. Se refiere esta a los tres éxtasis del tiempo: *pasado, presente y futuro*. Cada una tiene su propio perímetro, pero choca con el otro. *La felicidad es el sufrimiento superado*; haber sido capaz de cerrar las heridas y traumas de atrás, con arte y psicología. *La felicidad consiste en tener buena salud y mala memoria.*

La felicidad es saber vivir el presente (siempre fugaz) intentando sacarle el máximo partido, pero sin ansiedad ni agobios; es el *carpe diem* de los clásicos: aprovecha el momento, vive el instante. Para el reloj y saborea lo que en ese momento estás haciendo.

En relación con el *futuro*: *la felicidad consiste en ilusión.* Tener siempre metas y objetivos por alcanzar. El futuro es la dimensión más prometedora de la vida, lo que está por llegar: es el mañana, el porvenir, la ventura, la vocación, las probabilidades positivas... la fantasía de conseguir cimas más altas[2], la expectación con fundamento.

2. Desde el punto de vista *cuantitativo*. Hoy, para muchos, la felicidad consiste en *dinero, bienestar, nivel de vida, seguridad, poder, éxito, prosperidad, riqueza, propiedades,* etc. Está claro que unas básicas condiciones de vida son importantes, lo que va desde tener cubiertas las necesidades esenciales, pasando por tener cubiertas la salud, educación y aspectos sociales... eso nadie lo duda. No olvidemos que el que escribe es español y pertenece al primer mundo que es la Unión Europea y que en el mundo actual hay muchas desigualdades entre las naciones y los continentes.

Pero reducir la felicidad a esos *aspectos materiales* la empobrece, la atenúa, la limita. Conozco a mucha gente que no le falta nada de lo material y tiene un nivel de felicidad escaso y, a la vez, gente que vive en lo económico de forma elemental y sencilla y se siente muy feliz. Recuerdo ahora cuando salió un antidepresivo que se hizo muy famoso y en cuya promoción algunos manejaron un término que en ese momento tuvo mucha resonancia: *la píldora de la felicidad.*

Quizá la palabra más utilizada hoy para hablar de la felicidad sea *bienestar*, entendido como conjunto de cosas ne-

---

2. Uno se hace viejo cuando sustituye sus ilusiones por sus recuerdos, cuando empieza a mirar más hacia atrás que hacia delante.

cesarias para vivir una existencia holgada, en lo físico, psicológico y cultural. El problema es que a menudo reducimos este término a dos cosas: *dinero y nivel de vida*. Insisto: es esencial buscar y tener una base. Pero hay mucho más que eso: *la felicidad consiste en hacer algo que merezca la pena con la propia vida*, algo de cierta grandeza que mire no solo al bien personal, sino a hacer algo por ayudar a los demás, a los más cercanos... ahí entra el tema de la solidaridad en sentido concreto y amplio.

3. Desde el punto de vista *cualitativo*. Quizá aquí el elemento que salta a primera vista es la *salud, que es un estado de buen funcionamiento físico y psicológico*. Suelo decir que mientras estamos sanos, nuestro cuerpo está en silencio: no nos da noticias de sí mismo. La enfermedad consiste en lenguaje físico y psicológico que nos transmite algún tipo de malestar que da desde el dolor de estómago, una pieza dentaria en mal estado, dolor de cabeza, un problema muscular... y ver qué hay detrás de esa sintomatología: si es gastritis, infección bucal, una cefalea por algún problema cerebral o una contracción muscular por desgarro... Y, por supuesto, algo psicológico, que va desde un estado depresivo prolongado, pasando por un estado de ansiedad generalizada u obsesiones que mantienen ideas y pensamientos intrusos que bombardean la mente y producen un enorme malestar.

Decimos comúnmente que no se sabe lo que se tiene hasta que se pierde. Valoramos la salud cuando tenemos alguna enfermedad. Por eso, en las encuestas sobre lo que significa la felicidad, los jóvenes omiten la variable salud, no reparan en ella... porque se encuentran en plena forma y dan por sentado que eso es lo normal a su edad. Por el contrario, a partir de los cincuenta o sesenta años, el tema cambia[3].

Además, están los grandes temas: *amor y trabajo son decisivos: ambos conjugan el verbo ser feliz.* Lo diría de una forma más amplia: la felicidad consiste en tener un proyecto de vida coherente y realista en donde aparecen con luz propia *amor, trabajo, cultura, amistad* y *aficiones.* Y quiero explicar con cierto detalle las características de ese *programa de vida:*

- Debe ser diseñado de *forma personal*: es uno el que traza su bosquejo y lleva ese sello.
- Tiene que ser *coherente*: que tenga en su interior el menor número posible de contradicciones. Debe ser armónico, equilibrado, con buena proporción entre sus elementos.
- Debe constar de esa *pentalogía* que acabo de mencionar: *amor, trabajo, cultura, amistad* y *aficiones o hobbies*. Sabiendo que la voz cantante la llevan los dos primeros: *amor y trabajo son las dos principales piezas para ser feliz.*
- Ese plan debe estar trazado con *ilusión.* Lo digo de otra manera: *la felicidad consiste en ilusión.* Y eso significa fe en ello, anhelo, esperanza, entusiasmo[4]. Vivir

---

3. En el año 1900 la expectativa de vida estaba en 60 años. Hoy en día está alrededor de los 90. La calidad de vida, la alimentación cada vez más sana y los avances habidos en la medicina han provocado este cambio. El término *salud* aparece cada vez más ligado a *felicidad* en personas a partir de los 50 años.

4. El *entusiasmo* es el pan de los que están de ida; el *escepticismo* es el vino de los que están de vuelta.

el presente empapado de un futuro sugerente que nos empuja a avanzar en esa dirección.

- Es esencial que la *voluntad* lo mueva; es esencial. La voluntad es la capacidad para ponerse uno objetivos concretos y luchar por irlos alcanzando. Y para que esta actúe y esté firme, fuerte, sólida... es fundamental la *motivación*, que mueve ese organigrama por el afán de llegar a esa meta. Ambas herramientas van muy entrelazadas: *si hay una fuerte motivación, la voluntad está más robusta y supera las adversidades y dificultades con más firmeza.*

- Se ha de complementar con un *ánimo positivo*. El estado de felicidad, en sus distintas versiones, se acompaña de un estado de ánimo positivo, lleno de matices según las circunstancias que se den en ese momento y, a su vez, hay un correlato bioquímico que consiste en un conjunto complejo de respuestas químicas y neuronales, que forman un patrón muy concreto[5].

---

5. La conciencia de estar feliz se basa en la evaluación que integra el cerebro y el cuerpo, que sintetiza esa información y que la comunidad científica llama *marco subjetivo neuronal* y se basa en circuitos neuronales que actualizan en cada momento el estado interno del cuerpo, ya que *mente y cuerpo son inseparables.* Las áreas que integran esa información son la corteza del cíngulo, la amígdala y la corteza somato-sensorial. Remito a los trabajos de investigación de Antonio Damasio, *Looking for Spinoza*, Grosset/Putnal, Nueva York, 2019; Leonard Mlodinow, *Emotional. How Feelings Shape our Thinking*, Guilford Press, Nueva York, 2022; Lisa Feldman Barrett, Michael Lewis, Jeanette M. Haviland-Jones, *Handbook of Emotions*, Guilford, Nueva York, 2022. En todos ellos se abunda con minuciosidad en la riqueza bioquímica y neuronal de la felicidad y de los diversos estados de felicidad.

4. *Felicidad puntual y estructural.* La primera se refiere a momentos concretos positivos en los que uno experimenta un estado de ánimo agradable, bueno, favorable, en donde se saborean gotas de felicidad. Y lo decimos en el lenguaje de la calle: feliz fin de semana, felices vacaciones, feliz día de tu santo/cumpleaños, felices sueños... Esto se puede resumir así: *estoy feliz.* El verbo *estar* se refiere a una circunstancia concreta que se está viviendo en ese momento. Es un hoy y ahora, que tiene una temporalidad breve.

La segunda explora, escruta, valora cómo vamos en sentido general y se barajan partidas distintas, que tienen que ver con los principales argumentos ya mencionados: vida afectiva, profesión; analiza también la cultura, las amistades, las aficiones, y si uno tiene ya una cierta edad, lógicamente, asoma la salud. Es recuento existencial, arqueo de caja, suma y compendio de uno mismo en el estado presente y pasado. Lo resumimos en la expresión: *ser feliz*; el verbo *ser* tiene un tono de permanencia, una vivencia que se alarga en el tiempo, que tiene duración. Pero yo diría que *la sabiduría es saber ser feliz con lo que uno tiene y con lo que cuenta.* El hombre sabio está contento consigo mismo, acepta sus limitaciones, los errores del pasado, y tiene una cierta tranquilidad interior; es el reposo en la paz y en una alegría que le lleva a no pedirle a la vida lo que no nos puede dar. El sabio se contenta con lo que tiene; y por eso se siente más libre.

Este examen es denso, implica una incursión en donde vamos pasando revista a todo ese arsenal de vivencias. *Felicidad es plenitud, un cierto sentimiento de plenitud.*

A veces es mejor no hacer ese balance existencial, cuando hay mucho dolor, fracasos de cierta importancia o heridas que no se han podido cerrar y siguen produciendo un cierto resentimiento. Toda exploración de la vida personal es siempre deficitaria, porque la mejor de las vidas tiene huecos, vacíos, cosas que no han salido como uno había pensado, y luego vienen los imprevistos y tantos sucesos como pueden acaecernos.

5. También quiero poner sobre el tapete la *felicidad absoluta y la relativa*. La primera no existe en este mundo, estar siempre feliz y en un estado de ánimo muy alto es una utopía[6]. Y lo es, entre otras cosas, porque la existencia humana está sometida a muchos vaivenes, que van desde la salud física a la psicológica, pasando por la economía, la vida familiar y un largo etcétera. *Los momentos felices son importantes, porque saboreamos la vida en plenitud* y los necesitamos. No olvidemos que el ser humano es un animal descontento y la incertidumbre es un rasgo que nos envuelve de alguna manera.

La segunda es la más frecuente. Y menciona muy distintos planos y dimensiones; es una operación compleja, pero que debe tener una cierta unidad: es *la unidad en la pluralidad* o, dicho de otro modo, la pretensión de que

---

6. Dice Julián Marías en su libro *La felicidad humana, op. cit.*, un texto lleno de reflexiones muy bien hilvanadas: «El hombre es el ser que necesita ser feliz y no puede serlo, porque la vida está hecha de inestabilidad... instalación fugaz y deficiente» (pp. 37 y ss.). Pascal Bruckner, en *La euforia perpetua*, Tusquets, Barcelona, 2001, nos dice que la voluntad de felicidad es la nueva pasión de Occidente, desde la Revolución francesa, «una felicidad siempre saciada y siempre hambrienta» (pp. 17 y ss.).

exista una *coherencia: buena relación entre la teoría y la práctica, afinidad, consistencia, buena proporción entre sus partes.* La felicidad es un resultado: suma y compendio de la vida auténtica. *La felicidad es una vida lograda.* En este sentido, podemos decir que *la felicidad es un resultado, según vaya nuestro proyecto*; la cuenta de resultados, valoración de sus partes, exploración de sus componentes esenciales.

La felicidad es *relativa* en sí misma, por la menesterosidad de la existencia: fragilidad, vacilación, levedad, la fugacidad de tantas cosas... lo quebradizo de nuestra condición... ha visto uno caer torres tan altas... ¿Qué nos hace falta para ser feliz, en medio de ese vaivén de circunstancias que van y que vienen en cualquier vida? ¿Qué falta? *Saber vivir*; y no es una ciencia en el sentido moderno, sino *arte y aprendizaje.*

6. *Felicidad objetiva y subjetiva.* La primera cuantifica, valora de forma empírica lo que se ve y se refiere a todo aquello que puede ser observado desde fuera y suele ser material: bienestar, dinero, posición en la vida, cargos profesionales, logros... pero, aun así, ella tiene un fondo interior. He visto a mucha gente que lo tiene todo o casi todo en lo material, y profundizando en su interior, hay poca felicidad.

La *subjetiva* es la felicidad propiamente dicha, pues ella consiste en *hacer una interpretación positiva de uno mismo, una lectura* afirmativa de aprobación de la biografía. Lo he repetido a lo largo de este capítulo y de otras páginas de este libro[7]. Vienen a mi cabeza personajes que me han ayudado mucho a entender esto, desde san Pablo, Tomás Moro, pasando por Solzhenitsyn, Václav Havel, Boris Cyrulnik o Nelson Mandela, que, gracias a su *resiliencia*, en medio de circunstancias muy adversas y de una dureza sin cuento, fueron capaces de crecerse ante esas dificultades extraordinarias y sentir un cierto grado de felicidad. Cada una de esas vidas me ha enseñado a mí lecciones que no vienen en los libros[8].

7. *La felicidad como carencia de algo que a uno le gustaría tener.* Quiero contar aquí una anécdota que me pasó

---

7. También en la felicidad podemos encontrar un correlato neurobiológico, de tal manera que toda la información que le llega a una persona se distribuya por los sistemas de la memoria, el *hipocampo*, y de la emoción, la *amígdala*, que son estructuras subcorticales (están por debajo de la corteza cerebral) y procesan toda una comunicación compleja, que más tarde llega a la *corteza cerebral*. Son circuitos neuronales complejos, bioquímicos y bioeléctricos; es lo que Singer llamó *teoría de la integración* o *binding*.

8. San Pablo es la fortaleza en la fe en un mundo pagano. Tomás Moro (murió en 1535) se atrevió a no hacer lo que le pedía el rey Enrique VIII, porque iba contra sus principios y murió en la Torre de Londres, en donde un verdugo le cortó la cabeza. Repetía al subir al cadalso: «Soy como los que nada tienen y todo lo poseen». Havel, en su Chequia natal, luchó contra el comunismo y estuvo en la cárcel en varias ocasiones. En su libro *Cartas a Olga* (su mujer), dice lo feliz que se sentía en prisión, pensando en la lucha a favor de la libertad de su país. Boris Cyrulnik, judío sefardita, vio morir a sus padres y a dos hermanos en las cámaras de gas en el campo de exterminio de Auschwitz y se escapó por debajo de las alambradas, y se sintió feliz viendo su trayectoria en favor de las libertades más fundamentales... Nelson Mandela estuvo veintisiete años en la cárcel de Robben, en Sudáfrica, luchando contra el *apartheid*, en condiciones infrahumanas, y dijo que habían sido los mejores años de su vida... Lo he dicho en estas páginas: *la felicidad no depende de lo que nos pasa, sino de cómo interpretamos lo que nos sucede, saber hacer una lectura positiva, traducirlo en una fórmula en donde vemos más lo bueno que lo malo.* Educación de la mirada para captar lo mejor y desdibujar lo peor; el arte de ver y mirar.

hace poco: salía yo de nuestro Instituto Rojas-Estapé, era al final de la tarde y cuando cruzo la calle veo a un hombre ciego con un bastón. Una chica joven, de unos veinte años, le ayuda a cruzar dándole su brazo, y cuando hemos cruzado, la chica, que no me conoce de nada, me hace un comentario breve: «Si este hombre pudiera ver, sería feliz». Yo me quedé pensando en esa frase, porque yo, que veo perfectamente, no por eso me siento feliz.

La felicidad como carencia de algo positivo. Es el anhelo, la pretensión de tener algo, es aspiración o deseo de conseguir un objetivo o meta. He oído decir muchas veces: si yo hubiera estudiado en la universidad, sería feliz; si hubiera llegado a profesor, me sentiría feliz… Pensemos en la *salud:* no aparece como tema de la felicidad habitualmente, solo a partir de los cincuenta o cincuenta y cinco años se valora, antes no se repara en ella. Decimos en el lenguaje de la calle: no se sabe lo que se tiene hasta que se pierde… Valoramos la salud cuando estamos enfermos, aunque sea algo menor.

La felicidad, de entrada, consiste en tener lo que se desea. ¿Qué es deseo[9]? Hay una frase que se repite mucho en el lenguaje ordinario: *que feliz sería si* y ahí vemos *la carencia de algo que valoramos y que quisiéramos tener.* La felicidad es como un puzle en el que siempre falta alguna pieza.

---

9. Véase mi libro *Los lenguajes del deseo*, Temas de Hoy, Madrid, 2009, pp. 49 y ss. El deseo es búsqueda de algo de lo que uno carece. Kant llega a decir que «ser feliz es tener lo que se desea». Desear y querer: pretensión que va y viene; querer es voluntad.

8. *La felicidad según las distintas etapas de la vida*. Cada etapa de la vida tiene sabores distintos. La *infancia* es la etapa feliz La atención de una madre y sus cuidados quedan grabados a fuego en la memoria[10]. En la *adolescencia* la felicidad consiste en fuerte emociones, vivencias, subir, bajar, ir y venir, experiencias intensas... Y también en irse uno encontrando a sí mismo y descubrir los grandes temas: la familia y su riqueza, la amistad, el primer amor que deja una huella imborrable, cómo avanzar en los estudios, el encontrar modelos de identidad[11] en los que uno fijarse y progresar en la vida. Es fundamental el acompañamiento de los padres y saber guiarlos, respetando su libertad: se trata de buscar una ecuación adecuada. *Educar es acompañar con amor y rigor.*

En la *primera juventud* la felicidad tiene mucho que ver con ir descubriendo la propia vocación: qué quiere uno hacer con su vida, a dónde se dirige, y ahí vienen las dos grandes elecciones: la profesional y la afectiva, que van a marcar la biografía. *Trabajo y amor son las dos piezas más determinantes de la felicidad;* hay más, está claro, pero estas dos llevan la voz cantante. Viene a continuación el ir descubriendo el sentido de la vida, que va desde la cultura a la espiritualidad, un arco amplio de conocimientos que

---

10. Solo se guardan los recuerdos a partir de tres años o tres y medio, antes no suele ser frecuente. Y tienen una enorme fuerza, son un archivo de percepciones consistentes.

11. Cuando has tenido *modelos de identidad fuertes*, atractivos, coherentes... se pueden diseñar mejor esos dos grandes pilares: tu *personalidad* y tu *proyecto de vida*. Volveré más adelante sobre esta cuestión.

nos van a ir dando respuesta a las grandes preguntas de nuestra existencia. *Información* es saber lo que está pasando, estar al día de los acontecimientos locales, nacionales e internacionales… eso es mucho, pero es poco. La *formación* es bastante más: tener criterio, saber a qué atenerse, entender lo que sucede en el mundo que nos ha tocado vivir y ser capaz de elaborar principios y reglas que van más allá del bombardeo informativo al que nos vemos sometidos en la sociedad actual, en donde las noticias se devoran unas a otras y la actualidad se vuelve fugitiva.

En lo que pudiéramos llamar la *segunda juventud* ya empezamos a ver resultados. Cuando eres joven todo es posible, estás abierto a muchas metas; cuando ya tienes una cierta edad, vas viendo realidades, resultados, consecuencias, logros, frutos, conclusiones… haber y debe, lo que salió bien y lo que se torció. Y todo eso significa un aprendizaje. *La vida es la gran maestra, enseña más que muchos libros.* El mejor maestro es el tiempo y la mejor sabiduría, la experiencia.

En la *madurez* aparecen varias cosas nuevas que antes estaban ocultas a la hora de explorar y valorar la felicidad. Una de ellas es la *paz,* que significa orden interior, serenidad, armonía, equilibrio, estar bien con uno mismo, a pesar de los vaivenes de la vida. En mi experiencia como psiquiatra, esta pieza cobra una enorme fuerza a partir de los cuarenta años en adelante. *La felicidad es la reconciliación con uno mismo: acuerdo, consenso, tolerancia con uno mismo y con los demás, calma.* Se apaciguan las pasiones y se racionalizan.

Otro tema que va surgiendo en esta etapa es la *salud*. Cuando uno está sano, el cuerpo está en silencio y no nos manda ningún tipo de mensaje. Cuando aparece la enfermedad, nos lleva a detenernos en un territorio corporal concreto y empezamos a saber de la *muerte*, aunque esto sucede más tarde, a partir de la *segunda madurez*, en donde vamos viendo gente que se muere, que desaparece y no volvemos a verla..., aunque vivimos en una cultura en donde la muerte no existe, no se habla de ella con detalle, y solo se la va a tener en cuenta de verdad mucho más adelante.

Y otra cuestión que también aflora en esta etapa es la *familia* y casi sin darnos cuenta la exploramos[12], hacemos una valoración de ella, queramos o no. La familia es el primer espacio afectivo donde uno recibe amor y es educado. Lo que el ser humano necesita es amor. Educar es amor y rigor, ternura y disciplina, afecto y saber poner límites. Trabajo minucioso en donde los padres deben saber llevarlo a cabo, según las edades y las características y la forma de ser de cada uno de los hijos. Uno se proyecta en sus hijos. Van a ser parte del programa de vida, cuando uno tiene ya trazadas sus principales líneas de viaje.

A partir de los cincuenta y sesenta años, se recogen los frutos, y si las cosas han ido saliendo relativamente bien, lo que uno quiere es *paz, salud y ver crecer a los hijos en una cierta armonía.* Y, a la vez, ya no le pedimos a la vida lo que no nos puede dar. No olvidemos que la expectativa de

---

12. Los hijos se convierten para los padres, según la educación que se les haya dado, en una *recompensa* o en un *castigo*.

vida está hoy en el mundo occidental en torno a los noventa años. Cada vez vemos a más gente alrededor de esa edad que funciona y que sale y entra y tiene un nivel general de salud bueno, siempre con quejas y molestias somáticas, propias ya del desgaste del organismo.

A partir de los setenta años en adelante hay un cambio sustancial: la *jubilación profesional*. La vida cambia de forma rotunda. Hoy vemos también *jubilaciones anticipadas* en empresas que quieren aminorar gastos, y si esas personas no están preparadas, pueden surgir problemas psicológicos. El más frecuente se llama depresión, en donde la tristeza, la melancolía y la falta de ilusión toman el mando de esa persona y, a menudo, se asocian con una cierta *vida vacía:* no tener nada que hacer y, además, monotonía[13], días uniformemente iguales, aislamiento... una rampa deslizante que, si no se corrige, aterriza en una vida bastante pobre. Yo le recomiendo a gente de estas edades aproximadamente que intente no jubilarse o mantener alguna relación con la que ha sido su actividad profesional y que tenga siempre objetivos concretos y realistas por conseguir. E incluso aprender un idioma: se ha demostrado científicamente que en alguien de más de setenta que hace esto con regularidad y aplicación, este aprendizaje reduce la posibi-

---

13. Cada vez lo vemos más en nuestro Instituto de Psiquiatría Rojas-Estapé. Gente de esas edades, que viene diciendo que está deprimido, y lo que realmente tiene es una *vida vacía y sin objetivos.* Yo hablo en tales casos de diseñar, a pesar de la edad, una *terapia integral*: farmacoterapia (algo de medicación, si es necesario), psicoterapia (objetivos psicológicos), laborterapia (terapia de actividades programadas, que además le llevan a relacionarse), socioterapia (ampliar el círculo social), biblioterapia y algo de terapia de ejercicio físico.

lidad de tener una demencia senil en sus distintas modalidades (arteriosclerosis cerebral, Alzheimer, enfermedad de Pick o déficits cognitivos diversos).

En lo que podríamos llamar *la última etapa de la vida o la cuarta edad*, dado lo que se ha prolongado esta en el último medio siglo, ya sí tiene una presencia más fuerte la idea de la *muerte*, aunque hoy en día con la secularización de la sociedad muchas veces solo aparece ya en personas con enfermedades terminales. Es la hora de preparar las maletas, y eso es muy costoso, *porque nadie quiere morirse, nadie*. Y esa resistencia es natural. Solo aquellos que tienen un sentido sobrenatural la contemplan de otro modo, tienen otra visión, que en nuestro medio occidental se refiere a los principios judeo-cristianos, que tienen respuestas certeras a esta encrucijada.

*Las seis cosas de las que más se arrepiente la gente en el lecho de muerte**

Toda filosofía es meditación sobre la vida; se tarda tiempo en entenderla. Nos pasamos la vida pensando en el día de mañana. Y con frecuencia nos olvidamos de que la existencia se termina. La muerte es la gran olvidada en la cultura actual. Ha desaparecido del panorama del pensamiento. Cuando la muerte está realmente próxima, ya no se puede mirar hacia otro lado; entonces aparece *la hora de la verdad* y se suele tener una especial iluminación retrospectiva, son momentos estelares en los que, se quiera o no se quiera, ha-

---

* Conferencia dada en Londres, en la Fundación Netherhall, el 30 de agosto de 2023.

cemos cuentas con nosotros mismos; es muchas veces como un foco que repasa todo lo que ha ido sucediéndonos de aquí y de allá. Abigarrado resumen al que se pasa revista casi sin darnos cuenta y es un momento entre dramático y de gran iluminación: se van unos de este mundo para siempre y desaparecen, y, a la vez, captamos mejor que nunca *lo que es la existencia humana: drama y luces largas retrospectivas forman un bloque.* Vamos con estos seis puntos, pero antes quiero decir que la fuente de esta información viene de diferentes sitios. Por una parte, de Bronnie Ware, una enfermera australiana que pasó muchos años trabajando en una unidad de cuidados paliativos. También de la doctora Kübler-Ross, psiquiatra americana que durante muchos años estuvo con personas que habían tenido accidentes graves y que estuvieron cerca de la muerte pero que lograron sobrevivir y contaron su experiencia «en el túnel de la muerte». Asimismo, de los psicólogos Barry Schwartz y Daniel Kahneman, que han investigado en estos temas. Y de gente que ha trabajado en el Centro Laguna de Madrid, dedicado a tiempo completo a pacientes terminales[14]. He hilvanado estos puntos tratando de resumir lo que he destacado:

1. Son mayoría los que se arrepienten de *haber trabajado demasiado.* De pasar la vida con una sobrecarga profesional excesiva, de haber vivido para traba-

---

14. Aquí me refiero especialmente a la directora de este centro de cuidados paliativos, Lourdes Díaz del Río, que lleva muchos años con estos pacientes y cuya experiencia es de primera mano. He hablado con ella sobre este tema y su información ha sido de gran riqueza.

jar, y, en esos momentos estelares de lucidez total, sienten que su vida ha estado descompensada, que ha faltado equilibrio entre los diferentes ingredientes de lo que debe ser la existencia de un ser humano. Lo he dicho en distintas partes de este libro, al referirme al *proyecto personal*, que debe conjugar con arte *amor, trabajo, cultura, amistad y aficiones.*

2. Otra cosa de que una gran mayoría se duele es de *haber sufrido mucho por asuntos y problemas que realmente no tenían tanta importancia.* Es muy interesante este pesar, porque pone de manifiesto algo clave: madurez es (entre otras cosas) aprender a darle a las cosas que nos pasan la importancia que realmente tienen. Y esto significa haber sabido manejar dos cosas claves. La primera, haber tenido una mayor *justeza de juicio:* valorar los hechos que nos han acaecido de forma más templada, menos dramática, con más moderación, y esto es algo que se aprende con el paso de los años y produce grandes dosis de serenidad. Y, la segunda, *tener perspectiva:* vivimos en un mundo que ha entronizado el *hodie nunc,* el hoy y ahora. Vivimos cada vez más instalados en la *cultura del instante o de la inmediatez:* lo queremos todo y lo queremos ya, sobre la marcha. Todo se ha vuelto rápido, vertiginoso, urgente. Es como un culto a la fugacidad. Es la exaltación de lo efímero[15]. Se

---

15. Es la *idolatría del placer inmediato.* Desde el punto de vista bioquímico lo que sucede es una intoxicación de dopamina, que es la hormona del pla-

buscan experiencias positivas inminentes, continuas, de evasión, momentáneas, breves... Hemos sustituido el *sentido de la vida* por *sensaciones*, y estas son puntuales y basta apretar un botón y obtengo lo que deseo y lo hago con rapidez. Se hace cada vez más difícil esperar o aplazar una recompensa.

De este modo, es difícil *tener una visión larga* de la realidad personal, saber mirar por sobreelevación. En definitiva, *poner las luces largas* y no quedarse detenido en una experiencia negativa que nos ha sucedido, sino ser capaces de otear el horizonte y descubrir que detrás de esa frustración o fracaso hay un aprendizaje, una lección escondida que puede ayudarnos a progresar como seres humanos. Hay derrotas que en poco tiempo se convierten en victorias. Desde esa atalaya se ven las cosas de forma panorámica, es *la visión del águila*. Los fracasos contienen valores sumergidos en su interior: nos hacen más humildes, curan nuestra arrogancia, fortalecen la voluntad, nos invitan a luchar y a volver a empezar. Porque el fracaso está en el subsuelo de cualquier vida. *El fracaso enseña lo que el éxito oculta.* Son lecciones que no vienen en los libros. Es tener altura de miras.

Se trata de saber hacer otra lectura de los hechos. Y, como dicen los expertos en las unidades de cuidados paliativos, en las etapas muy finales de la vida, se

---

cer, ya que se buscan sucesivamente y sin parar recompensas inmediatas: es la gratificación instantánea.

contemplan las cosas de forma menos dramática, radical, severa, no se convierte en patético ni en desastre algo que salió mal y torció su rumbo. Tengo la experiencia como psiquiatra de haberle planteado este tema a muchos de mis pacientes en mitad de la vida (no al final) y se han dejado invadir de este *tener perspectiva y una mirada en la lejanía al introducir otra captación de lo sucedido*. Dice Camilo José Cela: «El que resiste, gana». En definitiva: la felicidad es el sufrimiento superado. Y la infelicidad es un sótano sin vistas a la calle.

3. Otro lamento frecuente es *no haber sabido disfrutar más de la vida*. Y esto tiene un amplio espectro: desde no haber sido capaz de captar y gozar de cosas positivas de la vida ordinaria, en una especie de *carpe diem* (aprovecha el momento, vive esto y saboréalo), pasando por no haber planificado tiempo libre para uno y buscar esas satisfacciones según las aficiones que uno ha fomentado. Saber descansar también es un arte. Y, al mismo tiempo, ser organizado para dar lo que más nos relaja en el tiempo libre, que es una manera de retratarse.

4. *No haber dedicado más tiempo a la familia.* Hoy lo vemos esto con bastante frecuencia. De hecho, tiene mucha actualidad la figura del padre ausente, que es aquel que no ha tenido casi influencia en la educación de sus hijos, por no tener tiempo y haber dejado esta tarea en manos de la madre, porque la profesión le ha absorbido demasiado y no ha tenido presencia

psicológica y afectiva con sus hijos[16]. Y que su papel fundamental ha sido traer dinero a casa, siendo esto algo muy importante para el sustento económico de la familia, pero que no ha sabido implicarse en otros ámbitos familiares. Y en casos extremos se convierte en un *workaholic* o *adicto al trabajo*. Son muchas las profesiones en las que, si no se anda con cuidado, es fácil terminar en esto.

Se da en menor medida en las madres, que hasta ahora han sido una pieza clave de la familia y las verdaderas formadoras de los hijos. Esta es una verdad estadística hoy. Lo he dicho a lo largo de las páginas de este texto: la vida es un arte, y saber sintonizar bien los diferentes ingredientes de nuestra existencia es armonía y equilibrio y es preciso saber enseñar los principales resortes de lo que es vivir.

5. Otros han dicho: *ojalá hubiera tenido el coraje de hacer lo que realmente quería hacer y no lo que los demás esperaban de mí.* En el fondo, esto tiene mucho que ver con atreverse a ser uno mismo. Saber desarrollar la propia personalidad, puliendo y limando las aristas y puntos negativos de la misma, con la ayuda de los más cercanos y, a la vez, trabajar el programa personal diseñado previamente, teniendo claros los objetivos y luchando y batallando por irlos alcanzan-

---

16. En las familias que funcionan bien, padre y madre actúan con intención de conducir a sus hijos al mejor desarrollo posible. Una familia sana es una escuela de lo mejor. Una ley del amor (hay más) es: *uno ama como ha sido amado.*

do. Aquí hay una mixtura de naturalidad, no buscar la aprobación de los demás y no hundirnos cuando la travesía se hace difícil y arrecian las dificultades.

6. Otros *han lamentado no haber tenido una espiritualidad más sólida, que les diera respuesta a los grandes interrogantes de la vida.* Se trata de personas que no han tenido formación religiosa, no han tenido valores trascendentes, aunque sí humanos, pero por abandono, dejadez, desidia y el vivir en una sociedad muy secularizada, estos temas han ido desapareciendo, y pocos hablan de este asunto[17].

Me contaba la directora del Centro de Cuidados Paliativos Laguna, de Madrid, la doctora Lourdes Díaz del Río, que entre el 2021 y el 2023 habían ingresado en él seis personas que de entrada habían pedido la eutanasia y, al cabo de tres o cuatro meses, ninguno insistía en ello y todos estaban contentos con el trato recibido en este centro de paliativos, en donde el personal y el equipo médico se vuelcan en la atención humana a dichos pacientes terminales. Todos murieron de forma natural y, en algunos casos, me recuerda esta doctora, escribieron cartas de agradecimiento por el trato recibido y algunos de ellos pedían explicaciones sobre el sentido de la vida y el concepto cristiano de

---

17. La enfermera australiana Bronnie Ware, experta en paliativos, subrayaba que estos enfermos muy terminales, al quitarles el dolor, lo que más valoraban era la serenidad y agradecían ese entorno de paz ya cerca de la muerte. Bronnie Ware, *The Top Five Regrets of the Dying. A Life Transformed by Dearly Departing*, Park Ed., Sidney, 2022.

la muerte. Un buen porcentaje de los pacientes del Centro Laguna, en torno al 80 %, eran poco religiosos y casi nada practicantes y dijeron haber descubierto esos valores y que lamentaban no haber podido conocerlos antes, pues casi nadie les habló de ellos.

La muerte nos iguala a todos. Si hay un sentido espiritual, el paisaje personal cambia y el tránsito hacia el otro mundo cobra unas luces especiales.

Infelicidad

Es la cara opuesta de las páginas precedentes. Es un estado de malestar psicológico en donde aparecen tristeza, desaliento y una amalgama de matices emocionales negativos que forman un caleidoscopio, en donde una variedad de vivencias nos muestra cómo se llega a sentir una persona infeliz.

Me voy a las dos piezas claves *por las que uno interpreta que es feliz*: cada una tiene su propia geografía, pero, inevitablemente, se cuela una en los entresijos de la otra, como el río desemboca en el mar y sus aguas se confunden, unas dulces y otras saladas se entrecruzan. La primera es *tener una personalidad equilibrada*: haber conseguido alcanzar una cierta armonía entre sus distintos componentes, con todo lo que eso significa. Y la segunda, tener *un proyecto de vida con esos cuatro ingredientes que he mencionado: amor, trabajo, cultura y amistad*. Por tanto, de aquí se desprenden cinco grandes ámbitos en donde uno puede tener la interpretación de que no es feliz:

1. *La infelicidad que procede de tener un trastorno grave y crónico de la personalidad.* Yo me hago la pregunta siguiente: ¿puede alguien sentirse infeliz por tener una personalidad enfermiza, patológica, trastornada, mal estructurada, con una marcada desarmonía? Solo por ser así no es suficiente para tener esa visión negativa de uno mismo. Esto es mucho, pero es poco. Más importante es destacar lo que de ahí se deriva, las consecuencias. Lo vamos a entender mejor con la siguiente **historia clínica** que a continuación expongo:

Se trata de una mujer de treinta y cuatro años, universitaria, de posición económica alta por su familia. Trabaja en una multinacional. Cuando yo la veo por primera vez tiene treinta y tres años. Ha visitado a muchos psicólogos y a dos psiquiatras; los primeros no supieron enfocar su problema y le hicieron muchas sesiones psicológicas en donde ella escribía sus sentimientos y luego el psicólogo analizaba esas experiencias…

Los dos psiquiatras que la vieron le diagnosticaron uno de depresión mayor y otro de ansiedad generalizada con crisis de pánico.

Cuando viene a mi consulta por primera vez, veo a una persona muy abierta, que no para de hablar y que tiene una necesidad enorme de contarme lo que le ha pasado. Me propongo ordenar todo lo que me cuenta de una forma cronológica.

«Me casé con veinticuatro años y me equivoqué de hombre, y duró mi relación un par de años, pero desde el principio me di cuenta de que no era mi hombre: discusiones, días sin hablarnos, y yo, que tengo un carácter fuerte, tengo que reconocer que le dije cosas muy duras, yo soy muy clara y directa, y siempre digo lo que pienso. La separación fue traumática porque tuvimos un hijo y él quiso quedarse con la guardia y custodia porque decía que yo estaba mal de la cabeza... todo muy negativo y muy triste. Hoy tenemos la custodia compartida.

»Estuve dos años dedicada a mi trabajo y a mi hijo, y en un viaje de verano, en un crucero, conocí a mi segundo marido. Era lo opuesto al anterior y me enamoré pronto, me sentía muy sola y necesitaba tener a alguien que llenara mi vida. Él era más bien tímido, poco hablador, no es español y nos entendíamos bien en inglés. Pero fui descubriendo que era tranquilo, pero demasiado reservado, introvertido, poco comunicativo y, sobre todo, seco en lo afectivo o, como se lo diría..., muy seco, poco expresivo de sentimientos, y, después de unos dos años de relación, me desilusioné de él y tuve un contacto con una persona de mi trabajo, mi segundo jefe, y esa fue una relación mala, porque esta persona era de un nivel muy superior al mío... Reconozco que yo iba detrás de él, me atraía física y psicológicamente... y vi cómo se fijaba más en otra compañera de trabajo y eso lo viví muy mal y me hundí... Con mi segundo marido rompí y con mi jefe me vi despreciada... y se dieron muchas circunstancias negativas e hice un intento de suicidio, me tomé toda la medicación que me recetó el segundo psiquiatra y estuve casi una semana ingresada por urgencia..., y a raíz de eso, la idea de suicidio ha rondado muchas veces mi cabeza: no me merece la pena sufrir tanto...».

Ella es una fuente de comunicación enorme, necesita desahogarse y, en ocasiones, cada visita médica es una sesión de catarsis (hablar sin parar y contar con detalle hechos y vivencias de la más variada condición). La someto a muchas exploraciones psicológicas: test de personalidad muy diversos y que penetran en su forma de ser desde distintos ángulos. También tengo la información que me proporcionan de sus padres, cada uno me da una visión que enriquece el caso.

Ella no tiene una depresión mayor en sentido estricto. Ha tenido momentos depresivos como consecuencia de errores afectivos importantes, pero no puede ser diagnosticada de ese modo, sino que tiene lo que hoy se llama una *reacción adaptativa depresiva*: secundaria a vivencias dolorosas. Pero el verdadero diagnóstico de ella es un *trastorno de la personalidad mixto*, con una serie de componentes que es menester desmenuzar:

- *Es límite o borderline*: impulsiva, inestable, con un patrón de conducta en donde se observan grandes oscilaciones de ánimo, de hoy para mañana y de hoy para hoy. Además, frecuentes sentimientos de vacío y un enorme descontrol de la lengua… no tiene filtro al hablar. Y algo que no quiero dejarme en el tintero: en las relaciones afectivas alterna de forma extrema la tendencia a la idealización de una persona y la devaluación; esto le ha pasado con sus dos exmaridos y con otras relaciones sentimentales…

- *Es histriónica*: excesiva emotividad, necesidad enfermiza de llamar la atención, necesidad de ser el centro de una reunión: que todos estén pendientes de ella. Convierte un problema en un drama, no sabe valorar los hechos con una cierta moderación. Considera amigos a gentes con las que tiene solo un contacto superficial.

- *Tiene un fondo obsesivo-perfeccionista con su cuerpo*: en la adolescencia tuvo anorexia-bulimia, que le duró algo más de dos años. Después, esto se desplazó a su cara y al pecho; se ha operado dos veces de cirugía estética de la nariz (no tenía sentido) y una vez del pecho («Yo me veía poco pecho y esto me tenía algo acomplejada»).

- *Inmadurez afectiva*: no sabe gestionar sus sentimientos. Tiende a idealizar a todo hombre que conoce, como si fuera una adolescente, y más tarde hace una crítica excesiva de su comportamiento por cosas pequeñas de la convivencia ordinaria.

En la *psicoterapia* le he explicado su diagnóstico, con mano izquierda y a la vez con claridad. Pues es fundamental, como parte del tratamiento en este tipo de diagnósticos como son los *trastornos de personalidad*, tener conciencia de lo que a uno le pasa. Es lo que se conoce con el concepto anglosajón *insight* (*saber lo que me sucede*).

Me dice: «Yo pensaba que mi tratamiento era a base de pastillas, que fue lo que me dieron los dos psiquiatras anteriores a los que acudí, y usted me ha dado un metal, sodio, y una *libreta de objetivos psicológicos*, que yo tengo que ir metiendo en mi forma de ser». Vuelve aquí la importancia de la llamada *terapia integral: farmacoterapia, psicoterapia, laborterapia, socioterapia, biblioterapia* y *terapia de ejercicio físico*, todo junto, sumado y a la vez[18].

2. *Infelicidad por no haber diseñado de forma sana el proyecto de vida.* Aquí me refiero a ese programa de forma general. Y los errores pueden ser de *forma* o de *contenido*.

---

18. Hoy, muchos psiquiatras hacen muy buena farmacoterapia, pero escasea en ellos la psicoterapia y la biblioterapia, y, por ese motivo, muchos se quedan estancados y no avanzan. La *psicoterapia* consiste en dar *pautas de conducta muy concretas* que se encaminan para pulir los defectos psicológicos y/o mejorar ciertos aspectos de la personalidad, quitar y añadir.

En relación con lo primero, puede ser por falta de realismo, por querer abarcar demasiado, por tener unas expectativas demasiado elevadas... Es necesario catalogar bien las aspiraciones. Los defectos más habituales se refieren, como es lógico, al *contenido*: que forman el tejido conjuntivo del proyecto, su esencia, y son *amor y trabajo* principalmente y *cultura y amistad* a continuación.

Hoy sabemos la enorme importancia que tiene *acertar en la elección afectiva*. Es decisivo. Pero hay que pensar que cuando uno elige a la persona con la que quiere compartir la vida, es demasiado joven y falta visión larga de los acontecimientos y es difícil ser capaz de tener altura de miras, visión panorámica. Muchos hombres se quedan deslumbrados por la belleza de una mujer y sus encantos, sin ser capaces de ver más allá de esa realidad exterior: el carácter, la forma de ser, el tipo de familia, la educación recibida, sus inquietudes existenciales y un largo etcétera. Y luego está *saber trabajar con artesanía ese amor*, y esto significa haber aprendido lo que es tener *inteligencia emocional*. Esto son palabras mayores. *Atinar*: dar con la persona adecuada, haber tenido la habilidad para descubrir y seleccionar a la persona que más sintoniza con uno de todas las que ha conocido. Y a continuación: *saber llevar a esa otra persona con arte y oficio*; la expresión *saber llevar* hospeda en su interior una colección de habilidades afectivas de gran importancia [19].

19. Son las *leyes del amor*. Es importante conocerlas y ponerlas en práctica y saberlas manejar con fluidez según el devenir de cada amor de pareja.

3. *Una fuente de infelicidad es sufrir un gran desamor, que rompe la vida.* Lo he dicho en distintos momentos de este libro, la primera epidemia en el adulto en nuestra época son los divorcios, las rupturas de pareja, aquí y allá y en la otra punta del mundo. Es uno de los signos negativos de nuestro tiempo[20].

Las llamadas *revistas del corazón* han jugado un importante papel en este sentido, al contar con detalle la vida de los famosos, rota, saltando por los aires. En esta línea, he descrito hace ya un cierto tiempo el *síndrome de amaro*: el amaro es una planta de la familia de las labiadas, con muchas ramas de hoja grandes, recortadas por el margen, en cuya parte más inferior tiene una especie de corazón, con flores blancas y un friso morado y de un olor repulsivo, pero que se usan para curar ciertas úlceras, aplicándolas en la zona dañada como pomada.

Lo que cura tiene un olor nauseabundo. Mucha gente cura sus heridas del pasado entrando y saliendo de la vida de estos personajes conocidos, que aparecen una y otra vez en esas revistas y en programas de televisión dedicados a

---

20. Hay muchos signos positivos hoy y haré una breve mención de ellos. Los grandes avances médicos; el enorme desarrollo de las tecnologías; la comunicaciones aéreas; el mundo se ha vuelto un *planeta global*, como decía McLuhan; la democratización de muchos países del mundo; la generalización de la educación; la recepción inmediata de la información de lo que está pasando en la otra parte del mundo, la tenemos al instante, en tiempo real; la igualdad de oportunidades en tantos lugares....; y, al mismo tiempo, las vertientes negativas: el concepto de lo que es el ser humano se ha desdibujado con la permisividad y el relativismo; la revolución sexual hoy, en donde asistimos a una dictadura en la visión de lo que debe ser la sexualidad; la epidemia de parejas rotas; la adicción a las pantallas y a las nuevas tecnologías por parte de tantos jóvenes... y un largo etcétera.

ello, como pasatiempo y como neutralizador de errores personales afectivos y de otra índole. Lo que en unos es doloroso y triste, en otros disuelve problemas y atenúa errores, fallos y desaciertos diversos. *El síndrome de amaro consiste en la tendencia muy frecuente a convertir la vida de los famosos en espectáculo para distraerse o pasar el tiempo o disolver los traumas personales.* Dicen los especialistas en esta materia: hay mercado. Y lo vemos en las televisiones más variadas, horas y horas dedicadas a estos temas, analizando en conversaciones malvadas, terribles, demoledoras, esas vidas truncadas en lo afectivo, lo que tiene un efecto cautivante y todo se convierte en una especie de patio de vecindad, en donde esos personajillos son abiertos de par en par en la mesa de disección.

Y aparece, de ese modo, una *idolatría de novedades sentimentales*, que es una cierta veneración de sorpresas afectivas de sujetos conocidos, que despierta un enorme interés, siempre que esa vida esté rota, quebrada, troceada. Hay ahí un *fondo morboso*; atrae lo retorcido, lo malsano. Hay aquí distracción, pasatiempo y un espacio común de mínima cultura en donde la conversación de muchos está en torno a estos sujetos. *Las noticias matrimoniales de los famosos son partes de guerra.* Las revistas del corazón en sus distintos formatos son los dibujos animados de los mayores.

Todo esto influye enormemente en la sociedad, va calando poco a poco, se cuela por los entresijos de muchas conversaciones y produce un efecto de copia de esas vidas, y en ausencia de modelos sanos y atractivos que imitar, asoman estas historias que antes o después dejan su marca y van cambiando muchos conceptos sobre el amor. Esto sirve de evasión, fuga de uno mismo, escape y excusa para sumergirse uno en esas existencias de sujetos conocidos y sin mucho fundamento de vida.

La infelicidad por desamor es hoy muy común. Es una de las señas de identidad de esta sociedad que nos ha tocado vivir. Son relaciones afectivas que dejan secuelas importantes y heridas que cuesta mucho cerrar.

4. *La infelicidad por temas de trabajo profesional*. Aquí el espectro se abre en abanico y va desde el paro laboral a la adicción enfermiza al trabajo. Entre ambos caben muchas posibilidades: no haber tenido medios económicos para realizar estudios superiores, haberse uno equivocado de carrera, malas elecciones profesionales, falta de voluntad para estudiar, haberlo tenido todo en lo material y no tener cultura del esfuerzo[21] y tantas cosas más.

Voy con una **historia clínica** real:

Viene la consulta una persona de cuarenta y ocho años, que ha tenido varias crisis de ansiedad asociadas a problemas de pareja antiguos que se han activado y peligra esa relación.

El paciente me dice: «Vengo a la consulta porque desde hace unos meses, no sabría decir cuántos, estoy nervioso, irritable, con mal humor y la relación con mi mujer se ha vuelto difícil: discusiones frecuentes que no acaban nunca, días sin

---

21. La voluntad es la capacidad para ponerse unos objetivos concretos, atractivos, que mejoran las condiciones personales y por todos los medios para llegar a ese propósito. En el caso que veremos a continuación falla la base. Y los padres no supieron motivarlo y ayudarlo en este sentido.

hablarle yo a ella, nos hemos dicho los dos cosas muy negativas… y mi mujer me dice que yo no tengo un buen trabajo, que siempre estamos faltos de dinero y es muy directa conmigo al decirme las cosas».

Y continúa: «Yo siempre fui muy mal estudiante, no me gustaban los libros y reconozco que era muy vago; con veinticuatro años me dijeron que tenía un TDH (trastorno por déficit de atención e hiperactividad) y me dieron unas pastillas, pero yo no me concentraba y reconozco que perdía el tiempo, y mi padre dijo que, siendo las cosas así, me pusiera a trabajar.

»Somos cuatro hermanos y yo soy el tercero. El mayor es médico, el segundo es psicólogo y el pequeño es abogado. Yo empecé a trabajar con mi padre, que era ingeniero agrónomo, y me puso en temas de olivar y viñas, que era lo que él tenía… Yo no tenía interés, recuerdo que lo que me gustaba era jugar al futbol, salir con mis amigos, tuve varias novias porque tenía mucho éxito con las chicas… y así llegué a los veinticinco años. Conocí a una chica colombiana, que era camarera en el bar que yo solía ir a tomar unas copas, y me enamoré locamente de ella, se quedó embarazada y me casé».

Y me cuenta que las relaciones con su padre y el hermano abogado, que lleva también el tema de las tierras, no era buena y que en un momento determinado él se enfrentó a su hermano y dejó de trabajar en la empresa agraria familiar: «Yo me equivoqué y tuve un fuerte arranque con mi hermano, en donde nos insultamos y llegamos a las manos, y mi padre me dijo que dejara el trabajo… y estuve casi dos años en el paro y me padre me pasaba dinero y fui saliendo adelante; mi mujer se puso a trabajar en un supermercado y eso ayudaba a la economía de la casa».

La ansiedad casi es lo de menos, pues ya la medicación psi-correlajante le ha ayudado, lo peor es su crisis de pareja y, como telón de fondo, los errores cometidos en el pasado: no querer estudiar por una gran falta de voluntad y dejar el trabajo familiar en donde tenía un cierto seguro de vida económico. Sigue su relato:

«Yo he tenido mala suerte en la vida, porque yo no sabía la importancia de tener unos estudios y a mí nadie me dijo que el no tener voluntad era tan grave... Mi padre me sacó del colegio y yo reconozco ahora lo vago que era, pero a mí no me educaron bien, y estoy amargado y con mucho rencor, y ahora mi relación con mi mujer es mala, con días sin hablarnos y discusiones permanentes y nos hemos faltado el respeto muchas veces, yo creo que lo mejor es la separación...».

Vemos aquí con claridad la *infelicidad profesional* por un lado y asociada a la *infelicidad sentimental por falta de madurez* y por más elementos. Está claro que los psicólogos y los psiquiatras intentamos que una persona tenga el mejor desarrollo personal posible, pero *felicidad es haber conseguido alcanzar en cierto grado de realización personal*, en donde los principales argumentos de la vida han sido bien planteados y ha habido un trabajo efectivo sobre ellos. *Amor y trabajo, vida afectiva y vida profesional* son los dos grandes pilares para que uno se sienta feliz; el segundo tiene, además, la importancia económica, para tener unas condiciones materiales adecuadas, y en este paciente ambas son muy endebles. Para mantenerse enamorado es pieza esencial la *admiración* y es fundamental el *respeto mutuo*[22]: ambas brillan por su ausencia en este momento en esta persona.

5. *Una cierta infelicidad por la falta de cultura.* Esta es poco frecuente en su valoración, pero yo la tengo muy presente en muchos de mis pacientes, a los que les explico que la cultura te abre un horizonte enorme porque es conocimiento, libertad, capacidad para tener una mayor amplitud de miras; es el almacén donde se guardan las creaciones del ser humano a lo largo de la historia (que van desde el arte, la música, la literatura y en donde la belleza y las ideas nos transportan a un espacio de gran altura de creatividad). *A la postre, la cultura busca la verdad y el bien.* La cultura es un soporte que ayuda a sostener todo el edificio personal y que se esconde en la arquitectura del edificio de la persona, pero que, a la larga, es clave, decisivo y fortalece esa estructura y la hace rocosa.

He conocido a mucha gente sin cultura que no tenía conciencia de ello. Desconocía su existencia. Les traigo a colación la siguiente **historia clínica:**

Se trata de un constructor de cincuenta y dos años, casado y separado y vuelto a casar. Tiene dos hijos de su primera relación y otro de su segunda mujer. No es paciente mío. Lo conozco porque he coincidido algunas veces con él, en cenas de amigos u cócteles. No estudió carrera universitaria, porque no había tradición de estudios en su familia, aunque los padres sí tenían posibilidades económicas. Es una persona abier-

___

22. No cruzar nunca las líneas rojas del respeto hacia el otro en la vida conyugal.

ta, a la que le gusta su trabajo inmobiliario y que es buen negociante. En una de las veces que he coincidido con él, nos dice a un grupo de gente que le escuchábamos:

«Os voy a ser muy sincero, yo creo que no he leído más de dos o tres libros en mi vida. A mí la lectura me cansa y aburre, a mí lo que me gusta es el cine y las series y me distraen mucho a veces las revistas del corazón en prensa y en la televisión... me relajan, no sé bien explicarlo, me ayudan a no pensar». Y continúa: «Yo fui una vez a un museo, hace años, de pintura moderna, y no entendía nada, me parecía como una tomadura de pelo... Yo reconozco que no me han educado en la lectura ni para esas cosas de música, y ha habido gente que me ha dicho que ese es un fallo mío y a veces no puedo intervenir en ciertas conversaciones... Yo, siempre que pasa esto, saco cosas de política y ahí sí intervengo y doy mi opinión».

Le pregunto yo a solas: «¿No echas en falta tener algo de cultura, no te da pena eso?». Y me responde: «Mi hija mayor me lo ha dicho algunas veces: menos televisión y películas y algún libro... pero me cuesta mucho; la segunda de mis hijas me ha regalado algunos audiolibros y voy poco a poco en esa línea».

Pero vuelvo a la idea del principio en este apartado: el inculto pocas veces es consciente de ello, porque no lo valora y le parece algo poco práctico y carece de hábitos positivos en este sentido. *Casi nadie se siente poco feliz por falta de cultura.*

6. *Una cierta infelicidad por ausencia de amistades.* La amistad es uno de los grandes ingredientes de la vida. Y sig-

nifica *confidencia, donación y apoyo*. La amistad[23] podemos representarla como una pirámide, la gran mayoría de las relaciones humanas se mueven en la banda media baja o alta de esa pirámide, muy pocas ascienden hasta la punta superior, y esas son las íntimas. Y en la base nos encontramos con relaciones esporádicas, por ejemplo, aquellas con las que coincidimos en vacaciones o en ciertas reuniones o que son amigos de amigos... Aquí es más correcto utilizar la palabra *conocidos*.

La amistad en sus distintos niveles es un ingrediente principal de la vida, básico, medular, crucial, porque culmina una dimensión de gran riqueza psicológica. Y también esto depende de la personalidad de cada uno: el tímido nato tiene pocos amigos, pero de más profundidad, mientras que el que es relaciones públicas (estaría en el otro extremo) tiene muchas, pero más superficiales. *Uno se retrata en los amigos que elige*; porque encuentra en ellos ese espacio de solidaridad, cercanía, encuentro y una cierta similitud en la forma de entender y afrontar la existencia.

Para estar demasiado solo y sentirse uno bien, hay que estar muy equilibrado. ¿Por qué? Porque nuestra cabeza con frecuencia tiene prontos negativos, giros o sorpresas que se van a vivencias negativas del pasado o se adelanta hacia el futuro con preocupaciones que van y vienen. Saber controlar nuestros pensamientos[24] es una tarea compleja,

---

23. Remito a mi libro *Amigos*, Temas de Hoy, Madrid, 2019.

24. Recomiendo el texto de David Clark, *Cuaderno de trabajo de los pensamientos negativos*, Desclée de Brouwer (col. Serendipity Maior), Barcelona,

que exige tener bien amueblada la mente. Hoy la soledad es un tema de grandes proporciones[25], ya que la expectativa de vida en Occidente ha pasado a los siguientes datos: En el año 1900 la esperanza de vida estaba en sesenta años, hoy en el 2023 está en torno a los noventa y esto es debido a muchos factores: los grandes avances en medicina, comer de forma más sana, practicar deportes, contacto con la naturaleza y un control sanitario cada vez más preciso.

Vamos con un **caso clínico** que vemos en la consulta y que es bastante demostrativo de lo que estoy exponiendo:

Se trata de un hombre de cincuenta y cuatro años, casado y con dos hijos. Viene a la consulta porque dice que está deprimido y lleva así unos dos años. Le hacemos las tres preguntas iniciales ante alguien que viene por primera vez a consulta: ¿qué te pasa?, ¿desde cuándo? y ¿a qué lo atribuyes? Y esta es su respuesta: «Estoy triste, decaído, apático y funciono como de forma automática. Esto viene a raíz de que hicieron en la empresa donde yo trabajaba un reajuste de plantilla y me fui a la calle, y no me dieron una explicación clara de ello. Mi mujer trabaja y, desde hace dos años, yo me dedico a cosas de la casa y ella es la que trae el dinero a casa».

Le pregunto si en estos dos años ha intentado buscar trabajo o rehacer su currículum, él es ingeniero y me dice lo si-

---

2023; es bastante útil para gobernar pensamientos sueltos que llevan a estar en guardia y pensar de forma pesimista.

25. Se trata de evitar depresiones crónicas, tendencias suicidas o la petición de la eutanasia. Tiene que ver esto también con la proliferación de familias monoparentales, el aumento de los divorcios, parejas de hecho que se rompen y se rehacen y se vuelven a quebrar.

guiente: «No he hecho nada de eso, porque yo no tengo amigos, tuve una mala experiencia cuando tenía veintiocho años y una persona que yo tenía por amigo me traicionó, y desde ese momento, me dije a mí mismo: no te fíes de la gente. Yo solo estoy con mi mujer y mis dos hijos y un nieto que tengo y una hermana mía, que vive en otra ciudad y su marido... pero los vemos muy poco».

Le pregunto: «¿Pero tú eres consciente de que has convertido una mala experiencia con aquel amigo y has hecho una *generalización*, lo cual es poco inteligente?». Me responde: «Yo soy así, es mi forma de ser, y le voy a ser muy sincero: yo no necesito a nadie, no me hace falta ver a nadie».

Le hago ver que, al no tener contacto con nadie, es más difícil que consiga trabajo, porque en los distintos niveles de relaciones sociales uno siempre puede pedir ayuda para encontrar una actividad laboral. Le digo: «Además de la generalización de una mala experiencia, ¿no te has movido de alguna manera para mandar tu currículum a distintas empresas que puedan interesarse por tus servicios?».

Y me dice: «Nadie me ha dicho nunca esto que usted me comenta... Hay otra cosa que no le he dicho: con frecuencia recuerdo que me echaron del trabajo y no me dieron una explicación clara, y me despierto por la mañana pensando en esto y se lo comento a mi mujer y a mis hijos y le doy vueltas a esto y me obsesiono pensando ¿por qué a mí?, y no salgo esa idea que me tortura».

De este modo descubro que tiene dos diagnósticos, siguiendo los criterios de la American Psychiatric Association: 1. *Reacción adaptativa depresiva*: que es la respuesta al paro laboral de forma brusca e inesperada, que le lleva a tener una vida laboral dedicada a las tareas domésticas, con todo lo que esto significa; y 2. *Un cierto trastorno de la personalidad por evitación* (evita y/o aplaza el contacto con la gente... algo a lo que ya se ha acostumbrado y no echa en falta el no tener relación absolutamente con nadie) y *obsesiva* (ir de forma retrospectiva a su despido, quedando atrapado en esas redes... sin que eso le sirva para nada).

Su tratamiento ha sido integral, en seis ámbitos: farmacoterapia (un antidepresivo que le ha hecho un escaso efecto), psicoterapia (objetivos psicológicos), laborterapia no profesional (buscar actividades más o menos interesantes para conocer gente: taller literario, club gastronómico, etc.) y laborterapia profesional (rehacer su currículum y enviarlo a diferentes sitios relacionados con lo que él hizo en el pasado), socioterapia (luchar por combatir ese vacío de relaciones sociales), biblioterapia y terapia de ejercicio físico (hacer algún tipo de deporte programado y... conocer gente). El pronóstico es complejo, porque no está muy convencido del diseño de tratamiento. «Yo creía que unas pastillas me sacarían de esto, lo que usted me plantea me parece muy complicado».

Una cierta infelicidad por soledad es más frecuente en la actualidad, porque cada vez vemos a más gente desplazada, sin familia, sin asideros humanos. Insisto, la felicidad es un árbol con muchas ramas. Se la puede nombrar de muchas maneras[26].

---

26. Por resumir, *la felicidad consiste en estar en armonía con uno mismo.*

Empatía y persona tóxica[*]

7

La *empatía* es un sentimiento de identificación con alguien que nos lleva a compartir su mundo emocional. Es comprender, y eso significa ponerse en el lugar del otro. Hay dos conceptos que se parecen, pero que tienen marcadas diferencias: *entender*, por un lado, y *comprender*, por otro. *Entender es ir hacia una persona, acercarse, aproximarse, ir a su encuentro, escuchar sus razones y argumentos.* Eso es mucho, pero puede haber más. Lo segundo es *comprender: qué significa, ponerse en la piel del otro, abrazarlo, rodearlo, penetrar en su intimidad, captar lo que está sucediendo en su mundo afectivo.* Entender es más superficial, comprender es bastante más profundo.

En el fondo aparece la *concordia*, que es una palabra compuesta de *con* y de *cordia*: estar con el corazón al lado de otra persona, intentar sentir de la misma manera, ya que

---

[*] Conferencia pronunciada en la Universidad de Piura, Campus de Lima (Perú) el 8 de julio de 2023.

el corazón es el lugar donde se almacenan los sentimientos, el parque jurásico donde se hospeda todo lo que es y significa la afectividad. *Comprender es dialogar en profundidad, conocer los motivos de otra persona*: profundizar sobre lo que está pasando dentro de ella. Por eso, uno de los primeros pasos de la empatía es *no juzgar*, esperar a saber los motivos de esa conducta. Es identificar los sentimientos y captar el porqué de ellos, sabiendo que todos tienen dos caras contrapuestas: amor-odio, alegría-tristeza, paz-miedo, confianza-desconfianza, felicidad-infelicidad…, como lo voy exponiendo a lo largo de estas páginas. *Comprender* es, además, escuchar, cultivar la atención, preguntar, averiguar razones… *comprender es amar.*

Tener empatía

La empatía es un sentimiento de identificación con alguien, que nos lleva a compartir su mundo emocional. Es comprender y dirigirse hacia el otro y tratar de captarlo a fondo.

Yo formularía el siguiente catálogo de cuestiones siguiendo este orden:

1. *¿Qué sientes*, cuáles son tus sentimientos? Intenta describirlos, aunque te cueste y bucea en tu interior. Hazlo con tus palabras, esfuérzate por relatarlos… En el lenguaje coloquial diríamos: ¿qué te pasa? Inteligencia es el arte de preguntar, de bucear, de per-

forar la superficie del ser humano y bajar a los sótanos de su personalidad[1] y ver qué está pasando allí.

2. *¿Desde cuándo te pasa eso?* Intenta poner una fecha aproximada sobre cuándo surge esta colección de sentimientos que vives dentro de ti.

3. *¿A qué lo atribuyes?* ¿Cuáles han sido los factores predisponentes y desencadenantes? Es importante tomar buena nota de esto, pues ahí asoman causas (que son físicas) y motivos (que son psicológicos). Este interrogatorio es muy fructífero. Es rastrear qué ha sucedido y cómo esa persona lo ha vivenciado. Saber preguntar significar rastrear rincones y zonas más o menos ocultas que es bueno estudiar.

Hay que evitar prejuicios, es decir, no dar una opinión anticipada, ser prudente, esperar a escuchar lo que ha sucedido. Los psiquiatras nos hemos convertido casi en los médicos de cabecera y asistimos con mucha frecuencia a momentos psicológicos muy duros o a enfrentamientos entre dos personas en donde hay que escuchar las dos partes, las versiones que cada uno ofrece de ese conflicto. Porque todo tiene un fondo subjetivo[2]. ¿Cómo se puede hacer eso,

---

1. Los psicólogos y los psiquiatras nos dirigimos al mundo subterráneo, a la bodega del otro, nos sumergimos en ese subsuelo y tomamos buena nota de lo que allí se almacena.

2. Solo es *objetivo*, absolutamente objetivo, lo que se expresa en el lenguaje matemático: los kilos que una persona pesa, el resultado estadístico de una encuesta, el resultado de unas elecciones políticas, etc. Aunque todo, absolutamente todo, viene un fondo *subjetivo*: es la interpretación de los datos, de los hechos. A esa disciplina se le llama *hermenéutica*: los modos de interpretar la realidad, y esta puede ser física, psicológica, histórica, social y cultural.

cuáles serían las principales claves para hacer una labor que pueda ser calificada de *empática?* Sugiero varias estrategias, en las que la figura del psiquiatra puede ser muy decisiva:

1.ª estrategia: *hacer un juicio equilibrado:* valorar los hechos de forma templada, serena, utilizar los instrumentos de la razón de forma equilibrada proporcionada y tasar y evaluar de manera sana lo sucedido.

2.ª estrategia: *ayudar a esa persona a no convertir un problema en algo mucho más grande.* En una palabra, desdramatizar, relativizar, quitarle importancia... no magnificar.

3.ª estrategia: ayudarle a tener perspectiva, visión larga y panorámica de los hechos, mirar desde una cierta altura... animarle a que ponga las luces largas en su vida personal. Ser capaz de otear en el *horizonte y descubrir que detrás de esa experiencia negativa y dolorosa* se puede encontrar un ángulo positivo que nos enseña unas lecciones enmascaradas, sumergidas en un segmento de lo que ocurrió. He visto derrotas que al cabo de un tiempo relativamente breve se han convertido en victorias. Desde esa atalaya descubrimos un paisaje nuevo, que estaba sumergido... Evitar el cortoplacismo, la mirada corta[3], inmediata, haciendo otra lectura de lo sucedido, ya que los fracasos nos ayudan a curarnos de la arrogancia, fortalecen la voluntad y nos invitan a volver a empezar...

4.ª estrategia: *no darse uno por vencido,* pelear, luchar, hacerse uno fuerte en la adversidad. Fortaleza y voluntad. La primera es firmeza, brío, robustecerse ante las dificulta-

---

3. Tener altura de miras. Es la visión inteligente. La mirada de larga distancia.

des; la segunda es la capacidad para ponerse uno objetivos concretos y dejarse la piel en el campo por conseguirlos... porque si tenemos voluntad, somos enanos a hombros de gigantes.

5.ª estrategia: la empatía es una de las manifestaciones más claras de tener una buena *inteligencia emocional*. La inteligencia, en general, es la capacidad para captar la realidad en su complejidad y en sus conexiones; capacidad de síntesis; saber distinguir lo accesorio de los fundamental... La inteligencia emocional es la facultad para elaborar un pensamiento tridimensional: altura, anchura y profundidad... corazón, cabeza y cultura... mirar por debajo de la realidad y las apariencias... Me atrevería a decirlo de una forma más rotunda y atrevida: *los que pierden, ganan*. Reinventarnos de nuevo, volver a empezar. Lo decía Seneca: «Soporta y resiste con fortaleza y llegarás a la meta».

La empatía es el secreto escondido en el archivo de los sentimientos. Si lo extraes, ves de otro modo. Saber amar es saber mirar.

La persona tóxica

Tengo que empezar diciendo que no existe la persona tóxica en sentido estricto, sino que todos podemos tener momentos y reacciones tóxicas para otras personas, movidos por circunstancias concretas o cuando alguien está atravesando un periodo de su vida complejo, con dificultades y problemas que solo él sabe.

¿En qué consisten esas *manifestaciones neuróticas* de una persona tóxica? Pueden ser ordenadas y hacer de ellas una clasificación concreta y las voy a sistematizar de la siguiente manera:

- *Hace juicios de valor muy negativos*, casi sin conocer todos los datos de esa persona. Tiene la tendencia de enjuiciar de forma rápida, inmediata, sobre la marcha y con gran rotundidad.
- *Suele ser muy negativa.* Se centra más en lo malo que en lo bueno, y su análisis está impregnado de pesimismo. Ve y se enfoca más en los detalles nocivos y, en consecuencia, tiene una cierta incapacidad para descubrir matices sanos, buenos, de los que se puede extraer un cierto provecho.
- *Suele ser una persona más bien extremista.* El mundo en dos dimensiones: bueno-malo, agradable-desagradable, blanco-negro... le cuesta saber que en todo lo bueno se suele esconder algo malo y viceversa, que en toda persona nociva hay algo positivo que resaltar. Este dualismo es inadecuado y produce en el que está enfrente una cierta reacción de rechazo y distanciamiento.
- *Manifiesta una clara inclinación al drama*, a describir hechos y personas y relaciones de forma virulenta, en donde todo tiene unos ribetes terribles y todo es como sin salida, repleto de malos presagios.
- Las personas tóxicas suelen *tener un ego muy grande*, lo que les lleva a hablar de ellos mismos sin parar: sus

éxitos, sus relaciones sociales [4], los logros conseguidos por sí mismos o por los suyos. Es como un relato grandilocuente de uno mismo, para sorprender al otro. Con frecuencia, esto suele pasar desapercibido y solo aquellos que tienen más finura psicológica se detienen en ello, lo captan. Son jactanciosos, egocéntricos, muy pagados de sí mismos.

- Otra de sus señales es *ser demasiado directo y negativo con la otra persona*, decirle sus defectos sin filtro, de forma inmediata y rotunda o hacer una crítica fría de algún comportamiento del otro. Muchas de estas personas suelen justificarlo de este modo: «Yo es que soy muy sincera y me gusta ir con la verdad por delante... Yo soy así, es mi modo de ser... Yo no me ando con paños calientes». Producen una desvalorización del otro, lo que suele esconder un cierto resentimiento, sufrimientos o heridas psicológicas no cerradas que aparecen de este modo.

- Otra seña de identidad es la *tendencia al victimismo*. Sentir y explicar que uno no tiene la culpa de sus problemas o reveses e interpretar que son otros los responsables de lo negativo que a mí me sucede. Y esto se acompaña de razonamientos interminables, en donde uno va señalando a los que le han tratado mal o no han comprendido sus intenciones.

---

4. En inglés hay una expresión que sintetiza muy bien esto: *name dropping*, que consiste en hablar de gente conocida, que suena, y decir que uno ha estado con esas personas aquí y allí... soltar nombres famosos y venir a decir que uno está más o menos vinculado a ellos.

- También quiero mencionar las *agresiones o malos tratos verbales y no verbales*. Frases desafortunadas, palabras duras, expresiones envenenadas... que se acompañan de caras largas, gestos despectivos, ademanes descalificantes. Esto produce en el que está enfrente un malestar inmediato.

8 Autoestima e inseguridad*

Autoestima

El concepto de *autoestima* se ha puesto de moda en los últimos años y, como ocurre con otras palabras de la psicología (histeria, depresión, ansiedad, estrés...), se emplea habitualmente en el uso coloquial.

¿Qué es la autoestima, en qué consiste, cuáles son sus principales características? *La autoestima es fundamental para la supervivencia psicológica*; es el final de la travesía de una personalidad bien estructurada. Tiene dos fondos: uno *abstracto* y otro *concreto*. El primero se nos escapa de las manos, pues si la autoestima arranca de la valoración de uno mismo en un determinado contexto cultural, tiene un soporte frágil, pues la relación objetiva de todo lo que es valioso depende a su vez de otros contextos.

---

* Buena parte de estas ideas las expuse en el grupo «Mentes Expertas», en el cine Capitol de Madrid, el 18 de octubre de 2023.

La autoestima se vive como un *juicio positivo sobre uno mismo*, al haber conseguido un entramado personal coherente basado en los cinco elementos básicos del ser humano: físicos, psicológicos, profesionales, sociales y culturales. En estas condiciones va creciendo la propia satisfacción, así como la seguridad ante uno mismo y ante los demás. Esta definición requiere un análisis explicativo de cada uno de sus segmentos:

1. El juicio personal implica dos operaciones complementarias: el *haber* y el *debe*, lo positivo y lo negativo, lo ya conseguido y lo que queda por alcanzar. Este razonamiento culmina en una *afirmación positiva* que se dibuja como una gráfica ascendente, compensando las ganancias a las pérdidas.

2. Uno se acepta a sí mismo a pesar de las limitaciones, los errores y las expectativas que no se han cumplido, lo cual produce *un estado de paz relativa*, una tranquilidad que se desparrama por la geografía de la personalidad y se cuela por sus pliegues. Para estar bien con alguien es necesario estar bien consigo mismo: este principio resulta aquí fundamental. Y uno está de acuerdo con su propia persona cuando asume las *aptitudes* (aquellas cosas para las que uno está dotado) y las *limitaciones* (aquellas vertientes a las que uno no ha podido llegar y que se experimentan como carencias).

3. Para alcanzar un buen nivel de autoestima es preciso *integrar la vertiente física* en el esquema de la personalidad, que comprende desde la *morfología corporal* (belleza externa que tiene su centro en la cara y después en las partes

descubiertas del cuerpo[1] y estatura y en la globalidad de
él...) a las *características fisiológicas* (enfermedades físicas
o psicológicas, congénitas o adquiridas). He conocido gente con parálisis infantil muy traumatizada y acomplejada
por ello; pero también he visto a otros, con el mismo diagnóstico, sin el menor sentimiento de inferioridad.

4. El *patrimonio psicológico* forma una estructura que
es percibida como positiva *en su totalidad*. La sensopercep-
ción, la memoria, el pensamiento, la inteligencia, la conciencia, la voluntad, los instintos, el lenguaje verbal y no
verbal, etc., forman un ensamblado con unos ejes de referencia que dibujan un estilo personal en el que uno se siente a gusto y bien instalado. Valorar eso de forma positiva
conduce a elevar la seguridad y la confianza en sí mismo.

5. El *plano sociocultural* es igualmente positivo, ya que
en él se desarrollan los recursos para la comunicación interpersonal y lo que de ella se deriva. Saber relacionarse es uno
de los indicadores más claros de que existe una autoestima
buena; incluso se da entre *tímidos compensados*, es decir,
aquellos que, a pesar de contar con pocos recursos psicológicos, los compensan con una mezcla de audacia y voluntad.

---

1. Estamos en la *cultura del cuerpo*. Y esto ha llevado la aparición de nuevas enfermedades relacionadas con ello, que van desde la anorexia, la bulimia,
la ortorexia (obsesión enfermiza por comer sano), vigorexia (obsesión patológica por hacer ejercicio físico, para no engordar)... y, más recientemente, las
llamadas dismorfofobias: la deformación obsesiva de la percepción del propio
cuerpo, que se da especialmente en la cara y afecta a sujetos que ven deforma-
da su nariz, los pómulos, los ojos (muy salidos o muy escondidos), la barbilla,
la papada... y muchos de ellos quieren hacerse una cirugía estética, que no tiene sentido ni base.

La *dimensión cultural* es capital en estos casos. Hoy en día es poco frecuente encontrar gente con una cultura sólida: por un lado, están la televisión y las redes sociales, que tienden a llenarlo casi todo con su presencia, entre otras cosas, debido a que no exigen ningún esfuerzo; por otro lado, está la falta de tiempo, indispensable para leer. La vida moderna, trepidante y con un ritmo acelerado, no deja hueco más que para el trabajo; la competitividad, además, exige una lucha enorme por no quedarse atrás profesionalmente.

Tener cultura es uno de los pilares de la autoestima; le da alas a la persona y la eleva de nivel. Y, como he dicho en distintas páginas de este libro, la cultura te hace libre, te da profundidad, riqueza de conocimiento..., y eso refuerza la seguridad de manera evidente.

6. *El trabajo es uno de los pilares sobre los que se edifica la autoestima.* Lo importante es que uno se identifique con aquello que hace y lo haga con profesionalidad, a fondo, conociendo bien todos y cada uno de los matices de dicha actividad. No consiste en alcanzar una cota altísima, sino en estar contento con lo que uno hace y *hacerlo con amor y dedicación.* Los triunfadores son los que se divierten trabajando.

Los cinco ingredientes de la felicidad (*amor, trabajo, cultura, amistad* y *aficiones*) forman una sinfonía cuyo hilo conductor debe ser la lucha por ser coherente; estas herramientas hacen que cualquier ser humano pueda aspirar a lo máximo, es decir, a encontrarse a sí mismo y dar lo mejor que tiene a los demás; por esos derroteros uno se acerca a la patria de la felicidad.

7. Un error frecuente que suele minar la autoestima consiste en *compararse con los demás.* Por lo general, cuando uno lo hace, coteja superficies, no profundidades; es decir, el análisis aborda sobre todo las parcelas del otro que, de alguna manera, pueden ser exploradas y que son aquellas que se observan desde fuera[2]. Ahí está la clave: *la felicidad consiste en estar contento con uno mismo.* Toda alegría es siempre relativa, pues depende de muchas circunstancias de alrededor. Decía Spinoza que la mejor manera de matar un sentimiento y dejarlo reducido a nada es hacer un frío y exhaustivo análisis del mismo; aquí sucede igual. La alegría que comporta sentirse feliz significa *que la trayectoria personal es ascendente,* que los distintos componentes del proyecto van saliendo y que, a pesar de las dificultades, hay motivos para que uno se encuentre con una mezcla de satisfacción personal.

8. Para tener un buen nivel de seguridad en uno mismo es importante *la mirada comprensiva e indulgente con uno mismo y con los demás.* Ello comporta una cierta forma de amor de ida y vuelta, propia y ajena, personal y colectiva. *Comprender es aliviar al otro:* disculparle, ser benévolo, ponerse en su piel, ser tolerante.

Hay dos tipos de *conciencia:* la *ética,* que se refiere a la conducta moral[3] de nuestros actos; y la *conciencia psicoló-*

---

2. Hacer esto lleva de la mano a la *envidia: tristeza ante el bien ajeno.* Un consejo: compárate contigo mismo en el tiempo, sé tolerante contigo mismo y ten siempre objetivos por cumplir que te den más categoría como ser humano. Lo sabio es convertir la envidia en *emulación.*

3. La *moral* es el arte de vivir con dignidad, la capacidad de usar de forma correcta la libertad.

gica, que consiste en darse cuenta de los hechos y de los acontecimientos, captar la realidad en su extensión y complejidad. Un signo de madurez es la capacidad para saber perdonarse y hacer lo mismo con quienes nos rodean. Los que tienen una evidente incapacidad para saber perdonarse y hacer lo mismo con quienes les rodean desarrollan una hipercrítica cuyos efectos son, a la larga, demoledores, pues uno se torna detractor, acusador. La *voz interior* es un fino estilete que lleva por delante la propia solvencia; una especie de lenguaje[4] interior subliminal. Hoy sabemos por la moderna neurobiología que existen *susurros interiores* como voces desdibujadas que alteran la percepción que uno tiene de sí mismo y que a veces son acusadores, buscadores y recordadores de faltas y desaciertos... A veces tienen un fondo venenoso que es importante saber detectar con la ayuda del terapeuta[5].

9. Una de las cosas que eleva más el nivel de autoestima *es hacer algo positivo por los demás*. Algo que sea tangible, objetivo, que no se quede en meras palabras y en buenas intenciones, que pasa de la teoría a la práctica. ¿Por qué es necesaria una cierta entrega a los demás? Hay más alegría

---

4. No llega a ser una *alucinación auditiva* (percepción en el espacio mental de verdaderas voces interiores que le hablan, comentan su conducta o le dan órdenes; son propias de la esquizofrenia). Aquí se trata de otra cosa, es una sensación semiauditiva, en la que los estados de ánimo negativos boicotean de alguna manera nuestros pensamientos. En la neurobiología moderna se le llama *red neuronal por defecto*, que tiene un origen bioquímico complejo.

5. Yo les pregunto a algunos de mis pacientes: ¿cómo te trata tu voz interior? ¿Sabes educarla, mantenerla en silencio u ofrecer una estrategia alternativa? En la psicoterapia tratamos esto.

en dar que en recibir. Y la hay, porque uno se siente útil, se da cuenta de que sus acciones pueden beneficiar y, de ese modo, si lo hace con cierta continuidad, se va a encontrar con lo mejor de sí mismo. *La donación a los demás nos produce alegría y paz.* Lo he dicho a lo largo de las páginas de este libro, a cierta altura de la vida, *la felicidad consiste en paz interior*, lo que no ocurre cuando uno es joven y lo que busca son emociones intensas, experiencias fuertes. Y esto conduce a tener que ir alcanzando las dos piezas claves del puzle de la autoestima: *la confianza en sí mismo*, por un lado, y *la seguridad*, por otro. Las tres forman un *tríptico* que la resume y relaciona entre sí. Por este sendero vamos llegando a una cierta armonía interior: buena proporción entre los componentes de nuestra personalidad.

10. Finalmente, quiero terminar este decálogo explicando que, a la postre, *la autoestima valora en positivo dos territorios: la personalidad y la biografía en su conjunto.* Tener una personalidad sana consiste, entre otras cosas, en *estar bien con uno mismo*, llevarse bien consigo mismo[6], entenderse y tener factores de corrección adecuados para rectificar, corregir y cambiar lo que no funciona bien o daña a los que nos rodean. En la construcción de la personalidad hay tres notas: una genética (es el *temperamento*), otra adquirida (es el *carácter*) y otra histórica (que es la *biografía*).

---

6. En los trastornos de la personalidad sucede justamente lo contrario: se trata de un patrón de conducta fuertemente arraigado que provoca un malestar psicológico, en donde se mezclan heridas del pasado no cerradas, complejos de inferioridad no superados, tendencia a fabricar ansiedad y reacciones de descontrol... lo que provoca un deterioro con uno mismo y roces frecuentes con los demás.

Ahora me voy a referir a esta última. *Una biografía bien compensada, con un cierto equilibrio en ella*, es una fuente de autoestima. Este balance depende de muchas variables: haber tenido una infancia sana, haberse sentido querido por los padres, haber tenido un nivel de educación relativamente bueno, tener un trabajo adecuado en el que uno se ha sabido desarrollar como ser humano, haber sabido tener una relación afectiva positiva... y un largo etcétera, pero hay que señalar que la mejor de las vidas está llena de heridas, sinsabores, dificultades, frustraciones y cosas que no han salido como uno esperaba. *Torres más altas han caído...* y todos hemos asistido a personas que han tenido mucha resonancia social en muy diferentes ámbitos y que, por los avatares de la vida, han entrado en circunstancia muy negativas y duras.

Insisto, ¡qué importante es haber tenido *modelos de identidad* sanos, atractivos, sugerentes, vidas más o menos cercanas, que nos han ayudado a enfocar bien los grandes temas! Hoy, esto suele fallar con cierta frecuencia por revoluciones sociales[7] más recientes, que hacen que tanta gen-

---

7. Desde el *mayo del 68* en París, con los lemas: «Prohibido prohibir», «Mis deseos son realidad», «Decretamos el estado de felicidad permanente», pasando por el *congreso de Pekín de 1995* que sustituye la palabra *sexo* por *género*... tú eliges tu sexo, hasta la *revolución sexual global* en torno al año 2000: el concepto *queer*, que dicen que no existe la identidad sexual biológica, que hay una indiferencia sexual y que lo importante es el deseo, lo que uno siente... una vida sin normas, sin norte, repleta de ambigüedades... Por ese camino lleno errores antropológicos, se cae en la *permisividad y el relativismo* y el puente que los une es el *hedonismo:* entronización del placer como lo más importante del ser humano y sin restricciones.
Una patología social de proporciones gigantescas, servida en bandeja.

te joven esté perdida y sin brújula y que se desarrolla con las nuevas ideologías circulantes desde 1968.

La personalidad insegura

La inseguridad es un sentimiento de malestar que se vive como tener menos capacidades en distintos planos de la vida y que conduce a estar triste, nervioso, inquieto y con falta de confianza.

Es un sentimiento, lo que quiere decir que es *subjetivo*, interior, privado y que, por tanto, hace referencia a una exploración que uno hace de sí mismo y de la que extrae un juicio que no es muy positivo. *Inseguridad es no creer en uno mismo.* Siguiendo el recorrido que hice al hablar de la infelicidad, me voy a referir a distintos apartados: *personalidad, proyecto de vida, amor, trabajo, cultura, amistad* y *aficiones.* Vamos a ver cada una de ellas por separado, aunque, como es lógico, la inseguridad puede darse con mezclas de unas con otras. Voy a sistematizar estos apartados:

1. En donde vemos la *inseguridad* de forma más clara es dentro del marco de los *trastornos de la personalidad.* Es el diagnóstico más frecuente en donde se observa esta inseguridad. En un trabajo de investigación realizado en nuestro equipo[8] nos encontramos que el porcentaje más alto de

8. Véase el trabajo de investigación de Enrique Rojas, María José Reig, A. Colás y Marian Rojas-Estapé, «Estudio estadístico de una muestra de trastornos de la personalidad en un medio de consulta externa», comunicación presentada en el Congreso Internacional de Psiquiatría, Imperial College, Lon-

este diagnóstico era una mezcla de distintos componentes, a eso le llamamos *trastorno mixto de la personalidad*, que suele ser lo más frecuente en los más diversos trabajos de investigación realizados en muy distintos lugares y contextos.

Y eso se manifiesta como inestabilidad anímica, dudas personales sobre la propia valía y que se asocia con una carga importante de dependencia de los demás, que trae estos síntomas psicológicos bastante evidentes: hipersensibilidad psicológica (todo les afecta demasiado, las cosas pequeñas de la relación interpersonal con frecuencia se convierten en roces o malos entendidos), distorsiones de la percepción de la realidad, les influye de forma excesiva el qué dirán (comentarios, observaciones, críticas claras o enmascaradas), buscan muy a menudo la aprobación de los demás, les afectan demasiado una crítica o un comentario negativo y sufren mucho si han tenido en un momento determinado una actuación mala o de escasa calidad que han presenciado ciertas personas más o menos cercanas, y eso lo viven de forma dura, dramática, con un enorme malestar interior. La cualidad principal es no llevarse bien consigo mismo, no estar bien con su forma de ser y tener un fondo autocrítico[9]

---

dres, 2-3 septiembre del 2019. En esa investigación nos encontramos con que el 72,4 % de los pacientes diagnosticados de trastornos de la personalidad son mixtos, es una mezcla de distintos componentes.

9. Ya lo he comentado en otras partes del libro. A esto se le llama *red neuronal por defecto*, que fue descrita por Marcus Raichle, y que a menudo tiene un tinte negativo, que boicotea a la persona con susurros críticos y debemos aprender a frenarla. Sugiero al interesado los siguientes trabajos: Leonard Mlodinow, *Emotional. How Feelings...*, *op. cit.*; Bruce H. Lipton, *La biología de la creencia*, La Esfera de los Libros (col. Palmyra), Madrid, 2023; Antonio Da-

bastante marcado que se cuela de alguna manera en la conciencia de sí mismo y la distorsiona.

2. *Inseguridad porque aspectos centrales del proyecto de vida no han funcionado bien o han sido mal diseñados...* Aquí surgen componentes no bien delineados de ese programa y afectan al conjunto o a cada uno de los principales elementos ya apuntados: *amor, trabajo, cultura, amistad... y aficiones.* Pero insisto en que *amor y trabajo* son los más decisivos, marcan a los otros. Tener una vida afectiva mal enfocada o partida puede ser motivo de inseguridad, aunque no lo tiene que ser necesariamente, puesto que ahí entran muchos mecanismos psicológicos positivos: la capacidad de superación, la facultad para enfrentarse a los traumas y adversidades de la vida, la disposición para volver a empezar...

Lo mismo podemos decir del *trabajo.* El paro laboral, la falta de trabajo o tener una actividad profesional muy por debajo del nivel académico puede conducir a sentirse uno inseguro.

Y lo mismo podemos decir de la *cultura,* aunque esta pasa más desapercibida y no es captada, apreciada o valorada, sino más tardíamente.

En cambio en la *vida social* es donde se puede ver con más nitidez la inseguridad: no saber estar; sentirse mal por

masio: *Looking for Spinoza, op. cit.* Sobre cómo controlar esa *red neuronal,* sugiero el libro de David Clark, *The Negative Thoughts Workbook,* New Harbinger Publications, Oakland, 2023. Y, por último, el libro de Ramón de la Fuente y Francisco Javier Álvarez-Leefmans: *Biología de la mente,* Fondo de Cultura Económica de México, México, 2019, en donde el lector podrá encontrar la localización de las principales funciones mentales.

dentro, como bloqueado; no ser capaz de participar en una conversación con gente de mayor nivel socio-profesional, por miedo a no dar la talla o a hacer afirmaciones incorrectas; sensación de ser más vulnerable o tener una cierta inestabilidad emocional más interior (que exterior); son sujetos dubitativos, poco firmes, con poca confianza en ellos mismos; pasan de no decir nada a ser poco prudentes y hablar demasiado. Y eso los puede llevar a limitar sus relaciones interpersonales, por miedo al fracaso.

3. Una conducta relativamente frecuente en las *personas inseguras* es la tendencia a compararse con los demás, lo que suele llevar a cotejar, confrontar y balancear diferencias más superficiales que profundas, lo que se ve desde fuera, y eso suele llevar de la mano reacciones de *envidia* de mayor o menor intensidad. Y eso les vuelve indecisos, con dudas constantes de su comportamiento, poca valoración de sí mismos, miedo a equivocarse y frecuentes autocríticas por actuaciones en las que ellos no se han sentido bien. Todo es bastante subjetivo. Es importante en la psicoterapia proponer objetivos que le ayuden a tener un cierto crecimiento personal, en ámbitos concretos de su vida.

9 | Admiración y desprecio*

Admiración

Admiración es un estado psicológico de asombro, de sorpresa grata, que nos lleva a detenernos frente a ella y explorarla y conocerla mejor y querer profundizar en su mundo interior. Decían los clásicos que la admiración era el origen y fundamento de la filosofía. Su etimología procede del latín: *ad* (hacia, hacia arriba, aproximarse) y *mirari* (mirar, dirigir la atención hacia…). Levanto la mirada y contemplo con agrado a esa persona que tengo delante. Admiración es una especial estimación sobresaliente.

Las dos primeras manifestaciones por las que un hombre se enamora de una mujer son la *atracción física*, que es el primer anzuelo, lo que de entrada llama más la atención, y, a continuación, la *admiración*. Ese binomio es *belleza-en-*

---

* Buena parte de estas ideas fueron expuestas en una conferencia, el 21 de septiembre de 2023, en la Universidad Francisco Marroquín de Guatemala.

tusiasmo. Son decisivos. Y con el paso de los años, una pareja se mantiene enamorada si funciona bien la admiración; a la larga, es el elemento definitivo: sumando y restando, el balance es positivo, y a eso se le puede llamar sorpresa positiva, sentirse encantado, valorar al otro a pesar de los sinsabores que acompañan a cualquier biografía... se le sigue elogiando y exaltando porque vale y hay aprecio y consideración[1].

Decía Josef Pieper que enamorarse es decirle a alguien: «Qué bueno que existas para mí, qué sorpresa que estés ahí». Es descubrir a alguien que vale, que además sintoniza de alguna manera con nosotros y que tiene un modo de entender la vida en donde uno descubre coherencia, buena relación entre la teoría y la práctica, autenticidad, ser verdadero, no tener varias caras según el momento y la circunstancia; hay excelencia, categoría... afinidad racional y afectiva ante alguien genuino, legítimo.

Admirar lleva consigo detenerse ante esa persona. Uno se para y se asombra al ver a alguien con esas cualidades que son fuertes, sólidas y que invitan a bucear lo que hay dentro de él. *La persona que es admirada tiene autoridad.* Hay algo en su interior que hace que uno quiera escucharla, hacerle caso, saber qué piensa de los grandes temas de la existencia: qué opina y cómo los vive.

Hoy decimos con excesiva frecuencia que este político es un líder de la derecha, del centro o de la izquierda y lo decimos sin pensar en el valor de las palabras. Se le llama

---

1. Si el *amor* es el motor de la vida, la *ilusión* es el acelerador.

líder[2], pero, en muchas ocasiones, no lo es. *Admiración y liderazgo suelen ir unidas con cierta frecuencia*. Las notas psicológicas más características de la admiración son las siguientes:

1. Descubrir en esa persona *unos valores positivos que llaman poderosamente la atención*. Hay asombro, sorpresa, detenimiento, deseos de conocerla más. Nos abre un panorama. Si está en nuestro entorno con frecuencia, empezamos a pensar en ella... y eso puede conducir a enamorarse: crear una mitología privada con ella.

2. Enamorarse empieza aquí: *es encontrarse a sí mismo fuera de sí mismo*. Y esto necesita tiempo[3]. Pero esa persona se vuelve atractiva, sugerente, de perfiles bien definidos y que se complementa con uno. Hay hechizo, carisma, magia, embrujo, fascinación, encanto.

3. Esa persona *nos ayuda a crecer psicológicamente*. Tira de nosotros hacia arriba, empuja, arrastra, propone objetivos concretos y equilibrados. Tener admiración es querer imitarla, copiar cosas concretas de su modo de ser y tenerla como referente.

4. Esta admiración se abre en un *amplio espectro* que puede ir desde la vida personal a la social y política,

---

2. La palabra inglesa *leader* significa guía, jefe, el que dirige y conduce y abre camino y arrastra a los demás en esa dirección.

3. El *amor* es la poesía de los sentidos, la *inteligencia* es la nitidez de la razón.

pasando por la profesional o cultural. Son muchos los matices que se abren en torno a ella. En ocasiones es por lo que la persona ha sido capaz de superar, como sufrimientos, adversidades económicas o familiares o de otra naturaleza y cómo ha sabido crecerse ante esos impactos negativos. Otras, por su coherencia de vida. Otras, por su espíritu de trabajo o por su audacia (aquí suele haber más valentía que prudencia, más acción que reflexión) o por su visión de la vida.

5. La admiración tiene muchos matices en la forma de mirar que quiero expresar de alguna manera. *Ver* es captar la apariencia de las cosas que contemplamos, percibimos, gracias a la acción de la luz; es una sensación en la que no hay un detenimiento intelectual. En cambio, en el *mirar* hay una tarea más precisa y concreta, ya que fijamos la atención con más minuciosidad, observando con detenimiento la persona o el hecho que tenemos delante de nosotros. Mirar es calibrar los detalles, captar pormenores, rasgos, diferencias, límites..., hay un análisis punto por punto. Me voy a otros conceptos. Ocurre lo mismo con *oír* y *escuchar. Oír* es percibir sonidos que alguien dice o emite, es la sensación auditiva; lo decimos en el lenguaje de la calle: «Te oigo como el que oye llover», «lo mío es ver, oír y callar». En cambio, *escuchar* significa aplicar el oído, prestar atención al discurso de lo que alguien está diciendo, con la inteligencia y la voluntad prontas. En castellano antiguo se refiere al

centinela, que de noche vigila los movimientos del enemigo, para estar pendiente de sus pasos.

Desprecio

Es lo contrario de la admiración. Y consiste en un sentimiento[4] de falta de estimación hacia alguien, que se vive como desdén, burla, menosprecio, algo de esa persona repele, molesta en grado muy elevado, que lleva a ignorarla, a no querer verla ni tener el más mínimo contacto con ella. Es negarle a alguien el respeto y la dignidad.

La pregunta que salta a continuación es: ¿qué conducta ha debido tener una persona para que reciba este calificativo? Es relativamente sencillo utilizar este término con personajes de la vida política muy conocidos y que se sabe por la historia lo que han hecho: Kim Sung en Corea del Norte, Mengistu Haile en Etiopia, Pol Pot en Camboya, Tojo en Japón y los más sangrientos: Hitler en Alemania, Stalin en Rusia y Mao en China. Los estudiosos de la historia ponen el acento en estos últimos.

Hitler (1889-1945) vivió muchos años como vagabundo en Viena y exploró lo que era una vida errática, y en Múnich ingresó en el Partido Obrero Alemán y desde ahí fue naciendo su odio y desprecio hacia los judíos: «El judío fue siempre un parásito en el organismo nacional de otros pue-

---

4. Si es moderado, se llama *sentimiento*; si es intenso, se denomina *emoción*; y si es mucho más fuerte y absorbe a toda la persona, debemos nombrarlo como *pasión*.

blos; la religión de Moisés no es más que una doctrina de la conservación de la raza judía; el judaísmo trata de culpar a Alemania del "militarismo alemán"». A partir de 1925 se rodea de files seguidores como Göring, Himmler o Goebbels. En 1934 se declara *Führer*, caudillo de Alemania y la represión contra los disidentes culmina en la *Noche de los cuchillos largos* y la instauración de un estado policial con la persecución de los judíos en primera línea... Se dice que mandó matar a unos diecisiete millones de personas. Se suicidó junto a su esposa, Eva Braun, antes de caer en manos de sus enemigos.

Stalin, fue secretario general del Partido Comunista de la Unión Soviética desde 1922 a 1952 y tuvo en sus manos todo el poder. Bajo su mandato se produjeron rápidos cambios sociales y políticos y millones de personas fueron enviadas a los campos de trabajo del *Gulag* como castigo, a Siberia y a zonas remotas rusas. Su gobierno llevó a cabo la *Gran Purga* en 1937, en el que miles de personas fueron ejecutadas, incluso muchos líderes cercanos a él.

Stalin encabezó la delegación soviética en la conferencia de Yalta, en la que se trazó el nuevo mapa de la Europa de la postguerra, de tal modo que los países del Este pasaron a ser estados satélites de la Unión Soviética. Luego vino la denominada Guerra Fría con los Estados Unidos. En Asia estableció estrechas relaciones con Mao en China y con Kim Sung en Corea del Norte. El historiador Simon Montefiore lo define como «una combinación excepcional de inteligencia y maldad y capacidad para ser un asesino en serie». Según los expertos, mandó matar a veintitrés millones de personas.

Finalmente, una breve referencia a Mao Tse-Tung (1893-1976). Venció a la dictadura de su predecesor Chiang Kai-shek, en la revolución de 1949, proclamando una dictadura popular. Fue el responsable de la Gran Hambruna de 1959-1961. Asumió los principios del marxismo-leninismo y le puso sus matices maoístas, otorgándole un papel central a los campesinos. En 1966 inició lo que él llamó la Revolución Cultural, con su célebre texto *El libro rojo de Mao*, un panfleto que apareció en 1964, con sentencias breves, agrupadas en treinta y tres capítulos, en un tono triunfalista y militar. Son muchos los chinos que se avergüenzan de este libro, que fue santo y seña del buen revolucionario de ese tiempo y alentaba a eliminar a los críticos y a los opositores... La propaganda llegó a tal extremo que los Guardias Rojos estaban obligados a saludarse con citas de ese libro. En 1967 la prensa de Pekín decía de los anti-maoístas: «Son ratas que corren por las calles, ¡matadlas!». Mao hundió al país en la pobreza, la adicción masiva al opio y lo puso al borde de la desintegración y la violación masiva de los derechos humanos. Es calificado como tirano sanguinario, dictador genocida. Mandó matar a unos setenta y ocho millones de personas: ningún dictador alcanzó esa cifra.

He puesto estos ejemplos de políticos superconocidos porque en una gran mayoría producen un desprecio radical, pero si nos vamos a sujetos no tan conocidos, son muchos los casos en que se produce esta reacción psicológica entre el odio y el deseo apasionado de contar sus maldades.

Quiero poner como ejemplo el caso de *las manadas de violadores de las fiestas de Navarra de julio del 2016*: en esa madrugada unos jóvenes violaron a una chica de dieciocho años en un portal. Todos ellos estaban bajo los efectos del alcohol en cantidades altas, y de los cinco, dos tenían antecedentes penales. Todos confesaron en los interrogatorios la adicción a la pornografía en distintas intensidades y fueron condenados a nueve años de prisión por abuso sexual, según el Tribunal Superior de Justicia de Navarra. Estos sujetos producen en la ciudadanía deprecio en todos sus órdenes.

En España, acaba de salir de la cárcel Joaquín Ferrándiz, conocido como «el depredador de Castellón», que mató a cinco mujeres. Ha estado encarcelado veinticinco años (tenía una condena de sesenta y nueve años), y afirmó: «Yo no violé a nadie; eran mujeres y quería hacerles daño, me satisfacía hacerlo, aunque parezca increíble»[5], declaró ante el juez.

Cada ser humano, en su biografía, puede encontrar personas que le han hecho daño de forma clara, explícita, con intención de herir y perjudicar… por rivalidad, disputa profesional o diferentes motivaciones en donde la pretensión es lesionar con severidad, dañar con minuciosidad.

---

5. Aquí está claro que estamos ante un *psicópata*: es aquel sujeto que tiene un patrón de conducta consistente en un desprecio y violación de los derechos de los demás y que se manifiesta, además, con la no aceptación de las normas sociales, violencia física y verbal de las que disfruta, impulsividad y tendencia al descontrol, irresponsabilidad permanente en cuestiones esenciales de la vida… y todo ello con ausencia de sentimiento de culpa o remordimiento.

Hay un *desprecio que busca la revancha*, y aquí el motor no es otro que el *resentimiento*: sentirse dolido y no poder olvidar. Y esto es tomarse la justicia por su mano, hablando mal de esa persona y buscando el modo de tener una actuación que le perjudique. Aquí el motor es el odio, y eso no suele ser bueno, porque, de alguna manera, estropea la personalidad y esta queda envuelta en sentimientos nocivos de desquite y de venganza.

Prestigio-fama y desprestigio

Quizá no sean en sentido estricto dos términos totalmente contrapuestos, pero a mí me valen para explicar a dónde quiero llegar, sobre todo por la sociedad en la que estamos viviendo, en la cual la *fama* está bastante falsificada y flota a la deriva en el vocabulario coloquial. Lo explicaré enseguida.

Prestigio

Es un concepto que tiene que ver con *la buena reputación, la valoración positiva que se hace de alguien, por su trayectoria personal, profesional y social.* Es estimación, buen crédito. Y esto significa ascendencia, influencia, autoridad. Esa persona tiene una aceptación general y es mayoría la gente que la valora. Este concepto puede tener varias vertientes: *psicológica, profesional, social* y *cultural*.

El prestigio psicológico sería mejor expresarlo como *equilibrio* o *persona madura, estable, firme.* En estos casos, quizá no sería correcto hablar de prestigio en sentido literal, pero alguien que tiene pocos cambios y oscilaciones del ánimo nos produce una reacción de paz y serenidad. Apreciamos un modo de ser regular, que nos invita a confiar en él e invita a la confidencia. Hablamos de una persona equilibrada.

El prestigio profesional es donde mejor se aprecia la valoración que sentimos por alguien. Es fiable, responsable, conoce bien su trabajo y lo buscamos cuando necesitamos algo de su especialidad. Lo notamos de forma especialmente clara en un abogado, médico o asesor financiero. Tiene una trayectoria positiva que le avala. Es el reconocimiento social de una valía fundada en años de seriedad profesional. Cuando eso tiene una gran relevancia social, se asocian *prestigio y fama*: ambos forman una estructura única con dos laderas[1]. Y esto produce en la persona que lo busca confianza, fe en su trabajo, crédito, seguridad, y su experiencia nos transmite paz.

La *fama es el reconocimiento social de un éxito que se acompaña de publicidad*: allí hay renombre, celebridad, resonancia social muy marcada. Esa persona se convierte en conocida, tiene renombre. No muchas veces el prestigio se acompaña de la fama; pensemos en profesionales liberales que van desde médicos a abogados o arquitectos o economistas o periodistas... o políticos (en menor medida, por la falta de confianza que producen tantos de ellos, prometien-

---

1. Lo dice Cervantes en *El licenciado Vidriera*: «Una onza de buena fama vale más que una libra de perlas» (II, 15).

do cosas que luego quedan incumplidas)... que no tienen prestigio, pero llegan a la popularidad de la fama.

La fama se ve de forma patente en los deportistas de élite. Pensemos en el deporte rey de Europa y parte de Hispanoamérica que es el fútbol, en donde estos personajes llegan a ser superfamosos, no pueden ir por la calle sin que la gente los pare y se quiera hacer una foto con ellos. Algunos se convierten en *ídolos*: se trata ya de un grado superior de la fama, en donde esa persona es *idolatrada, es la imagen de alguien que es adorado, al que se le rinde pleitesía porque ha destacado de forma extraordinaria en algo y se le venera*. Y aquí puede tratarse de un *santo* (una persona que tiene virtudes humanas y sobrenaturales en grado heroico) o de *un cantante de ópera, un artista, un actor de cine, un deportista excepcional...* es decir, personajes extraordinarios y positivos, que de alguna manera merecen ese reconocimiento.

Ahora bien, *hay muchos famosos que no tienen prestigio*. Pensemos en los sujetos que aparecen en las *revistas del corazón*, tanto en las de papel ilustrado como en la televisión, en donde muchos de ellos tienen una mínima calidad, pero asoman una y otra vez contando su vida y sus cambios y rupturas afectivas... y lo hacen con mucho detalle. Los periodistas dedicados a estos menesteres los persiguen, van detrás de ellos, como sucede con los *paparazzi* que buscan fotos e imágenes inesperadas para alimentar a los consumidores de estos pasatiempos... Pero, vistos con cierto detalle, son sujetos superficiales, epidérmicos, de una frivolidad increíble.

Saber distinguir entre fama y prestigio es importante; no confundir superficie con profundidad. A este respecto quiero traer a colación la **historia clínica** de una famosa que vi hace tiempo, durante bastantes meses.

Se trata de una mujer de cuarenta y cinco años, que lleva muchos años saliendo una y otra vez en las *revistas del corazón*, y es muy cotizada y muy seguida en esos medios periodísticos. Se ha divorciado tres veces, y en las dos últimas separaciones, ella ha sufrido mucho. Nos lo cuenta en primera persona: «Al principio yo me sentía feliz por la cantidad de gente que me seguía y me saludaba por la calle o en una discoteca o en un restaurante. Mis primeros dos años yo vivía como en una borrachera de gente, y mis amigas del colegio me escribían y allí donde iba todos querían hacerse una foto conmigo y me pedían autógrafos». Y continúa su relato: «Pero, en el curso de tres o cuatro años, yo empecé a estar agotada, porque me perseguían los fotógrafos y en las revistas todos querían saber por qué me había separado, y yo pensaba que en algunos había un fondo de interés sano por mí... hasta que un día, uno de los periodistas más famosos me dijo: "Tú eres una mina para mis lectores, porque a muchos de ellos tú les sirves de pasatiempo y se distraen con estos cotilleos, no te engañes; y si tú desapareces, buscaremos a otra... Perdona que te hable así, pero esta es la pura verdad". Me quedé atónita, pues venía del número uno de esas revistas».

Según me va diciendo, ha tenido ansiedad y crisis de pánico, y en su segunda separación, el tema llegó a ser obsesivo. Estas son sus palabras: «Dejé de acudir a las fiestas a las que me invitaban una y otra vez, me aparté de los focos porque no podía soportar esa fama obsesiva y a la prensa que me seguía a todas partes. Fue insoportable. En mi segundo divorcio quise morirme, tuve incluso ideas de suicidio... No podía más y pensé en la maldad de la gente. Me costó desaparecer y centrarme en mis dos hijos, que ya empezaron a ir al psicólogo y al psiquiatra».

La terapia que seguí con ella fue *integral: farmacoterapia* en primer lugar, pues tuvo un estado de ansiedad generalizado, con algunas crisis de ansiedad conduciendo, que la llevaron a pasar una temporada con *fobia a conducir sola*, que superó gracias a un tratamiento específico; también *psicoterapia*: dándole objetivos psicológicos para gestionar lo que ha vivido y superar los dos traumas afectivos de la separación, ambos ruidosos y muy mediáticos con la prensa alrededor de su casa...; *socioterapia*: cambiar de amistades y de relaciones y, por supuesto, desaparecer de los focos de la prensa que solo viven y buscan escándalos...; *biblioterapia*: le recomendé dos novelas excepcionales[2] y finalmente *terapia de ejercicio físico:* pádel y natación.

Hoy es otra. Está cerrando heridas del pasado y ha montado su propia empresa.

En una palabra, se trata de entrada de tener las ideas claras, sobre todo en una sociedad en la que todo va demasiado deprisa y en la que el bombardeo informativo produce

---

2. Carlos Ruiz Zafón, *La sombra del viento*, Planeta, Madrid, 2017; a mi juicio, muy bien escrito y con una trama apasionante. Y otro de Juan Manuel de Prada, *Lucía en la noche*, Planeta, Madrid, 2020. Y uno mío: *No te rindas*, Temas de Hoy, Madrid, 2017.

cansancio[3] y un no saber qué hacer con todo eso que llega sin parar.

El prestigio social es creer que alguien es verdadero en las relaciones interpersonales. Que no tiene dos caras, que es leal[4], discreto, que no habla mal de nadie, que es respetuoso con los que tienen opiniones distintas en temas de importancia y que entiende esas diferencias, y que es capaz de establecer un diálogo sincero que supere esas discrepancias y opiniones de otro tipo. *El prestigio social suele ser más privado que público*; lo valoran los amigos y las personas más cercanas y no tiene resonancia en otros ámbitos.

Desprestigio

El desprestigio es un cierto reconocimiento social de alguien que no es coherente, autentico, verdadero, que miente a menudo y que se salta las normas sociales y cívicas con mucha frecuencia. Le pasa como a la fama, que tiene publicidad y que llega a mucha gente y se expande con facilidad y se divulga, dejando en evidencia una conducta que es rechazada por una gran mayoría. Muchas veces hay testigos de primera mano que han sufrido en su propia persona esos com-

---

3. A esto le he llamado *síndrome por exceso de información*, que produce un efecto abrumador y deja a esa persona como bloqueada y sin capacidad de reacción. Saber seleccionar las noticias es madurez psicológica.

4. La lealtad es el abrazo de dos personas fieles la una a la otra. Si amar es preferir, si amar es prometer, lealtad es fidelidad a los propios principios y respeto a los fundamentos ajenos. El buen control de la lengua es su sello.

portamientos y, por diversos motivos, esto ha corrido de boca en boca.

Igual que sucede en el prestigio, el desprestigio puede ser *psicológico, profesional, económico, político* o *social*. Y cada uno de estos apartados nos ofrece diferentes modalidades. *En el desprestigio una persona queda desacreditada.* Su honra está herida. Honrar es estimar, mostrar una gratitud que le da dignidad al otro, valorarlo, tratarlo como ser humano con todos sus componentes. *Amar a alguien es honrarlo.* En el desprestigio ocurre justamente lo contrario: hay ofensa hacia el otro, desprecio, vejación, afán de denigrar al que está en frente: sin pudor, con vileza y deshonestidad. Y todo eso implica que se pierda la confianza en esa persona, que no tenga credibilidad ni solvencia y frente a ella se espere lo peor. Es un reconocimiento público de su falta de méritos.

11 | Sencillez[*]

La sencillez es la virtud de la madurez. Consiste en el arte de reducir lo complejo a simple. Lo simple es lo indivisible, lo que es fácil de hacer o comprender, aquello que no tiene artificio ni ostentación, que expresa ese concepto como lo que realmente es. *Sencillez es llaneza sin doblez.* Es el más ligero de los valores: es transparencia, nitidez, ausencia de artificio.

Yo, como psiquiatra, veo en nuestro Instituto Rojas-Estapé gente muy complicada de cabeza y a veces les digo: tu peor enemigo es tu cabeza, que te ha jugado muy malas pasadas y que va de aquí para allá sin control y te somete a un vaivén de idas y venidas, en donde asoman preocupaciones, miedos, malos presagios, y te adelantas en negativo, vives el presente empapado de temores posibles que te producen una enorme incertidumbre.

---

[*] Conferencia inaugural de la Feria Internacional del Libro de México (FIL), el 27 de noviembre de 2022. Compartí el evento con mi hija Marian Rojas Estapé, que habló de *Encuentra tu persona vitamina*.

Quiero hacer una distinción entre dos palabras cercanas, que a menudo se las considera como sinónimas: *simple* y *sencillo*. Empezaré por la primera. *Simple* es una persona que despacha un tema importante en dos pinceladas, sin matizar y sin un cierto análisis serio y se queda tan tranquilo. De hecho, decimos en el lenguaje coloquial con un cierto desprecio: esa persona es muy simple... es un simplón; falto de sazón y de sabor, corto, plano, de pocas luces, con un discurso pobre en donde no hay matices.

Por el contrario, *sencillo* significa alguien que no tiene artificio, que carece de ostentación: que tiene la facultad de ser él mismo, existir en un solo bloque, de aspirar a una cierta coherencia de vida, en donde hay una buena relación entre la teoría y la práctica, entre lo que dice y lo que hace. *Sencillez es ser lo que uno es, naturalidad y espontaneidad*, sin preocuparse por aparentar más. No hay muchas virtudes tan agradables, pues se trata de personas fáciles para la convivencia, para amar, para entender lo que está pasando y dar respuestas cabales y certeras que se ajustan a la realidad.

Yendo de la persona al concepto, *sencillez es capacidad de penetración en la realidad con justeza de juicio, buscando la esencia de algo*. Lo sustancial. Lo irreductible. No es necedad, sino mirada certera, aguda, precisa, que, sabiendo la complejidad de todo, busca el núcleo principal. *La sencillez en la forma de pensar es sabiduría interior*; y hace que no seamos víctimas ni prisioneros de nuestras ideas: es libertad, ligereza, luminosidad. Apostar por la sencillez es aspirar a la paz, a la serenidad, *descomplicarse*, buscar lo que es diáfano. El agua en un estanque puede parecer profunda si está turbia; en alta mar, en el Mediterráneo, se puede ver el fondo desde una cierta altura, que parece que está cerca y que casi lo tocamos, pero hay muchos metros hasta llegar al fondo.

La sencillez de cabeza es saber lo que quieres y tener una jerarquía de valores clara. Y actuar en consecuencia. Nada más y nada menos. Estar en la realidad: tener los pies en la tierra. Y para ello es bueno echar mano de la *prudencia: la virtud de estar en la realidad;* decían los escolásticos que ella era la cochera donde se guardaban la justicia, la fortaleza y la templanza. *La prudencia no reina, pero sí gobierna.*

La sencillez se aprende poco a poco. Se consigue a través de una tarea de orfebrería que nos empuja hacia la realidad de manera sobria; es una atmósfera salpicada de sosiego, en donde parpadean la paz y la alegría: un binomio clave, que se cuela en la persona, se mete en los entresijos de la *ingeniería de la conducta* y produce un estado de ánimo especialmente positivo. Es la vida ajedrezada de argumentos sólidos, fuertes, consistentes, rocosos.

La sencillez es la virtud de los niños. No olvidemos que son ellos los que hacen preguntas fundamentales sobre la vida, casi sin darse cuenta. Son preguntas desnudas y directas. Son filósofos potenciales por su ingenuidad e inmediatez. Mi nieto Jesús, el hijo mayor de mi hija Marian, de nueve años, me pregunta: «¿Abuelo, por qué los pájaros vuelan; por qué la gente se pone mala y se muere; por qué la gente se pone triste y llora?».

Inteligencia es capacidad de síntesis, saber distinguir lo accesorio de lo fundamental, el arte de reducir lo complejo a sencillo. Ortega y Gasset decía: «La cortesía del filósofo es la claridad». Lo contrario es lo críptico y rebuscado y retorcido, las retóricas cruzadas que planean lo oscuro y enigmático; una especie de opacidad afectada, que se desliza hacia lo sombrío, borroso, impreciso.

La sencillez es lo contrario de la pretensión, de la apariencia, de cuidar tanto la fachada que todo es externo y superficial. La persona sencilla no se plantea demasiados problemas sobre sí misma: trata de conocerse y, en lo que pueda, de mejorarse, de pulir la parte de su personalidad y su conducta que no sean sanas, positivas o que de alguna manera perturben o molesten a los demás.

La sencillez es lo contrario de la duplicidad, de buscar aparentar. Es evidente que todo es complejo y lleno de matices[1]. Frente a la complejidad de tantas *cuestiones, buscar la sencillez de todo. La sencillez de la mirada: eso es algo sabio. Sencillez es prever (procul videre: ver de lejos), adelantarse, es evaluación sosegada del presente y aproximación pausada del hoy y ahora y ver claro los objetivos de futuro.*

En el campo semántico esta palabra está tejida de moderación, temple, elegancia y sobriedad de pensamiento. Decir con muy pocas palabras muchas cosas[2].

---

1. Cualquier realidad que uno explore es compleja. Desde la vida personal a la historia de un país, pasando por los análisis políticos o económicos o de temas educativos. Inteligencia es saber convertir lo complejo en sencillo. Es el arte de la síntesis. *A lo sencillo se tarda tiempo en llegar.*

2. Saber administrar lo que se dice y los silencios. Dicho de otro modo: ver de lejos, mirada panorámica, visión del águila que se eleva y otea el horizonte.

A lo sencillo se tarda tiempo en llegar. En la forma de pensar, no es más que el arte de mantenerse a flote en el mar de las ideas, que saltan, suben, bajan, circulan y corren inestables por los océanos de la información descontrolada. *La sencillez de la mente se refleja en la conducta.* Y esto lo sabemos los psicólogos y los psiquiatras y tenemos que recordar que en los denominados *trastornos de la personalidad*, según los criterios de la American Psychiatric Association, uno de los rasgos más evidentes es complicarse mentalmente por dentro: pensamientos negativos intrusos, retorcidos, enroscados, con visiones pesimistas del futuro y una tendencia a adelantarse en negativo... como una especie de anticipación de lo peor. *Es la ansiedad por desasosiego.*

Igual que existe en el *mundo exterior* lo que yo he llamado el síndrome por exceso de información, en el *mundo interior* de personas complicadas hay un sinfín de pensamientos circulantes que no están bien ordenados y producen miedos, temores, ansiedad. Los neurobiólogos actuales insisten en aquello que asoma como una amenaza, ya que es nuestro cerebro el que fabrica eso[3]. Un cerebro de alto rendimiento no se improvisa[4]. Pasa igual con

---

3. La parte más sofisticada de nuestro cerebro es la *corteza prefrontal* (CPF) que se pone en marcha cuando nos sentimos bien, estamos seguros, tenemos paz. Pero cuando afloran miedos anticipatorios o malos presagios, se desactiva y no sabemos ordenar nuestros pensamientos, ni encontramos soluciones. En el miedo se activa en *núcleo amigdalino* y cambian las frecuencias cerebrales.

4. ¿Cómo educar y enseñar a nuestro cerebro a funcionar bien? Aprendiendo a gobernar nuestro escenario mental: definir si esos temores tienen fundamento y cuáles son sus raíces y se ajustan a nuestra vida real. Y después, utilizando *mensajes cognitivos positivos*: es decir, frases breves, concretas, bien

la memoria[5], es como un músculo de nuestro escenario mental: apuntar las cosas, tomar nota, repetirlas y ordenarlas en los archivos mentales favorece su crecimiento; y, al revés, al que no presta atención y no escribe aquello que ve, en breve tiempo se le desdibuja y desaparece.

Viene aquí, de nuevo, la distinción entre *formación* e *información*; parecen similares, pero hay claras diferencias entre ellos. *Formación* es tener criterio, saber a qué atenerse, tener respuesta a los grandes interrogantes de la vida en esta sociedad que nos ha tocado vivir: es la solidez del edificio personal que no se derrumba fácilmente; se tarda en conseguir y necesita tiempo, instrucción y maestros y testigos de vida a imitar. La *información* consiste en saber lo que está pasando, estar al tanto de las principales noticias locales, nacionales e internacionales: estar enterado de los hechos que acaecen. Esto es mucho, pero es poco, ya que podemos dejarnos llevar por opiniones o ideologías modernas, que están más o menos de moda y que se alejan de lo que es realmente el ser humano. *La información es más superficial, la formación es más profunda.* Para alcanzar un

---

elaboradas y que sean útiles para esa persona en concreto, y repetirlas y decírselas a nuestro cerebro: «Puedes, adelante, crécete ante las dificultades, intenta afrontar ese miedo quitándole importancia... si luchas lo consigues... el que empieza algo tiene la mitad conseguido, eres más fuerte de lo que piensas», y así sucesivamente. Y traer aquí la *voluntad*: la joya de la conducta, la que todo lo puede.

5. Es el *hipocampo* el que almacena y recupera los recuerdos. Ayuda a consolidar conceptos y vivencias. Se encarga sobre todo de la *memoria episódica* (es la relacionada con procesos autobiográficos y que pueden ser evocados de forma nítida) y de la llamada *memoria espacial* (que registra y recupera la información ubicando el sitio en donde se produjo aquel hecho y sabe situarlo de forma correcta).

cierto grado de *sencillez*, la formación es su cemento de unión, que le da firmeza y hace robusto el edificio personal.

La sencillez es la virtud de los sabios. Sabio es el que se siente bien consigo mismo, no necesita mentirse para sentirse bien y tiene al amor como pieza personal y social; se basta a sí mismo, pero sin despreciar a los demás ni hacerlos de menos[6]. Sabiendo que nunca se alcanza una sabiduría completa, porque *el ser humano tiene un fondo insatisfecho*, es su telón de fondo: el que sabe más se da cuenta de lo mucho que desconoce y el rico sabe que puede peligrar su patrimonio por los avatares de la vida. El ser humano es *un animal descontento*: saberlo, ser conscientes de ello produce paz y se aceptan mejor las restricciones y las trabas de la existencia. Nadie es absolutamente sabio, siempre falta algo. El sabio no tiene dueño, ni tampoco dominio, porque está contento con lo que tiene. Me viene a la memoria una cita del Talmud, libro de sentencias rabínicas, que recoge dichos y costumbres, elaborado entre el siglo III y V d. C. y traigo aquí la siguiente:

> El hombre fuerte es el que gobierna sus pasiones.
> El hombre rico es el que está contento con lo que tiene.
> El hombre sabio es el que aprende de todos con amor.
> Y el hombre honrado es el que trata a todos con dignidad.

---

6. La sabiduría consiste en tener una cierta *vida lograda*. Recomiendo dos textos a este respecto: André Comte-Sponville, *Diccionario filosófico*, Paidós, Buenos Aires-Barcelona, 2003: gran libro, lleno de sugerencias. Y Alejandro Llano, *La vida lograda*, Ariel, Barcelona, 2002, sugiero el capítulo 1: «Saber vivir» (pp. 15-34) y el capítulo 5: «El logro de la excelencia» (pp. 117-133).

La cultura nos abre horizontes, la sabiduría nos abre caminos. La primera es horizontal y extensa, la segunda es vertical e intensa. La cultura busca respuestas esenciales y es la llave para interpretar la realidad de la mejor manera posible. Por eso *la cultura es libertad*: es el privilegio del conocimiento vivido, lo que queda después de olvidar lo aprendido. *La cultura es la aristocracia del conocimiento* y tiene en la lectura una ventana decisiva, su buque insignia.

La sencillez es claridad de pensamiento; juicio recto, análisis lúcido, el arte de tener bien ordenada la cabeza y el corazón, los argumentos y los sentimientos. Cuando yo doy clase de Psiquiatría, a mis alumnos, futuros médicos generales, les doy definiciones de las principales enfermedades psíquicas y les digo: la depresión es la enfermedad de la tristeza. La ansiedad es la enfermedad de los miedos anticipatorios. La obsesión es la patología de la repetición de conductas comprobatorias que no se pueden cortar. La inmadurez afectiva consiste en no saber gestionar los sentimientos desde su elección adecuada, a saber, cuidarlos y protegerlos. Estos conceptos tan resumidos, que luego deben ser explicados con detalle, dan una información certera y breve.

Lo diré de otra manera: *la sencillez es una virtud de la inteligencia cultivada.* La sabiduría está llena de sencillez. El hombre sencillo va «ligero de equipaje» como decía el poeta español Antonio Machado[7]. Sigue su camino con el

---

7. Antonio Machado, *Campos de Castilla*, Espasa, Madrid, 1971.

corazón desprendido de muchas cosas, pero, ante todo, desprendido de sí mismo y sin buscar la aprobación de los demás, sabiendo que no tiene que demostrar nada, sino *ser él mismo*.

El águila está hecha para volar alto y ver la vida de forma panorámica. El ser humano con la inteligencia bien formada tiene la óptica aguileña y la astucia de la serpiente. La sencillez en la forma de pensar es patrimonio de los inteligentes: *es la sencillez de los sabios y la sabiduría de los santos*.

Termino este libro. He intentado conducir mi pensamiento como *un río de dos brazos*: uno *afectivo* y otro *intelectual*, Stendhal y Descartes, don Quijote y Sancho, el Romanticismo y la Ilustración, el análisis cercano y distante, un paisaje con dos ópticas, el río desde dentro y desde fuera. He pescado datos en ambas orillas.

Las *cuatro aspiraciones del ser humano del Renacimiento* eran: *beatus ille, carpe diem, locus amoenus y tempus fugit*. Cada una tiene su propia geografía, que se cruza con la otra, formando un mapa global. Y quiero explicarlas, aunque sea en una pincelada:

Beatus ille es una expresión que utilizó con fortuna el poeta romano Horacio (65-8 a. C.) y que significa literalmente *feliz quien vive... o dichoso aquel...* que tiene una vida sencilla, ordenada en contacto con la naturaleza. Es la serenidad como meta.

Carpe diem, también del mismo autor romano, quiere decir *aprovecha el momento, disfruta ahora... contagia alegría*. Es uno de los fragmentos más famosos de la literatura clásica, una moneda que a todos sirve. El hombre sabio es sencillo y desdeña la cantidad por la calidad. Valora lo bue-no de cada situación y quiere parar el reloj y saborearlo, gozarlo. Cuántas veces nos sucede que, ante una vivencia positiva o un día lleno de cosas agradables, no lo valora-mos de forma adecuada y tiempo más tarde nos decimos a nosotros mismos: «Ahora recuerdo aquello que viví y me da pena no haberlo apreciado como debiera». Este es un destello de inteligencia para paladear experiencias placen-teras. Esto es lo que he llamado a lo largo de las páginas de este libro la *felicidad puntual*, que hay que aprender a apre-ciarla[8]. Es la expresión *cada día tiene su afán*. Y esto es un arte que necesita ser aprendido: saber disfrutar de las cosas comunes y positivas que la vida nos ofrece. Una anécdota personal. Estuve en la última Feria del Libro de Madrid, en la caseta de nuestra Editorial Planeta, en el mes de junio y llovió de forma intermitente, con lo cual no hubo mucha gente y firmé pocos ejemplares de mis libros; al terminar —era sábado por la tarde—, me senté en un banco cercano al gran estanque del parque del Retiro y estuve un buen ra-to viendo cómo las palomas iban y venían por esos alrede-dores y cómo unos críos de pocos años trataban de darles pan. Estuve pasmado contemplando esta escena, y sentía paz por dentro, una especie de sosiego que se colaba por los entresijos de mi personalidad. Fue un *momento feliz*:

---

8. Hay dos modalidades, siguiendo este curso de ideas, que ya he mencio-nado: la *felicidad estructural*, que explora la vida personal en su totalidad y significa un balance existencial en donde sale una contabilidad personal de los cinco grandes temas: *amor, trabajo, cultura, amistad y aficiones*; y la *felicidad puntual o actual*, hablamos de momentos felices.

breve, transitorio, que yo intenté apresar. Una cosa que obstaculiza la felicidad es buscarla de forma obsesiva, perseguirla con un afán desmedido sin tener claro que arranca de estar bien con uno mismo, esa es la base inicial; lógicamente, hay más[9].

Locus amoenus procede de Garcilaso, el poeta del Renacimiento (siglo XVI), y quiere decir *busca el lugar más idílico... adecuado.* Tiene una referencia espacial: el sitio, el lugar, pero va más allá de eso.

Y, finalmente, una breve mención al *tempus fugit*, también de Horacio: *el tiempo vuela... todo es demasiado rápido...* Todos, antes o después, decimos: cómo han pasado los años, parece que fue ayer cuando terminé mis estudios o me casé o nació mi primer hijo. Hay dos vivencias del tiempo distintas que quiero exponer. Una es *cronos*, que es el tiempo del reloj y que marca las horas de forma inexcusable; los días se suceden, las semanas, los meses, los años, todo fluye de forma vertiginosa. Hay un tiempo para cada cosa: un tiempo para nacer y para morir, un tiempo para descansar (dormir) y para estar activo. Es el dualismo de la vida: luz-oscuridad, placer-dolor, blanco-negro, felicidad-infelicidad, etc.

Por otro lado, está *kairós*: es el tiempo interior, cómo cursan los acontecimientos dentro de nosotros, es la vivencia del tiempo. Así, cuando estamos aburridos, el tiempo se detiene y miramos al reloj, pues pensamos que se ha roto;

---

9. Lo dice el compositor George Bizet (1838-1875), en su ópera *Carmen*, de esta manera: «L'amour est un oiseau rebelle», *el amor es un pájaro rebelde.* Por eso el amor nos hace libres y esclavos; es posesión y renuncia, de ahí su complejidad.

cuando lo estamos pasando bien, el tiempo vuela; cuando estamos esperando una noticia importante para nosotros, tenemos al tiempo que no circula; en la ansiedad, vivimos el presente empapado de un futuro incierto, temeroso, desdibujado y plagado de malos presagios. Existe también, como tercera modalidad del tiempo, la denominada *temporalidad*, que se refiere a cómo vivimos los tres éxtasis de ella: pasado, presente y futuro. Analizamos el *imperio de la temporalidad*. Una persona madura tiene esta ecuación temporal: vive instalada en el *presente*, intentando sacarle el máximo partido, pero sin ansiedad; ha sido capaz de cerrar las heridas y traumas del *pasado* con todo lo que eso significa: haberse reconciliado con las vidas de atrás, cerrando la página de agravios, fracasos, derrotas, errores y un largo etcétera. Y vive abierta hacia el *futuro:* con objetivos concretos, con planes por cumplir, porque *la felicidad consiste en ilusión.*

Una persona atrapada en los recuerdos negativos del pasado[10] queda en las redes del rencor y se puede convertir en alguien amargado, dolido…, neurótico. Y, al mismo tiempo, aquel que solo intenta disfrutar de la vida y pasárselo bien y alargar el presente al máximo se convierte en inmaduro, porque la vida no puede diseñarse así. Y alguien que vive siempre mirando al futuro desconoce la *experiencia de vida* que nos da el pasado y no es capaz de gozar el momento presente.

---

10. Hay que darle la vuelta al pasado traumático y convertilo en experiencia de la vida, en un saber existencial limpio de venganza. Eso es madurez

BIBLIOGRAFÍA

AGUILÓ, Alfonso, *Educar los sentimientos*, Ediciones Palabra, Madrid, 2019.

ALAIN, *Mira a lo lejos: 66 escritos sobre la felicidad*, RBA, Barcelona, 2003.

ÁLVAREZ ROMERO, Manuel, *¿Quieres ser feliz? Claves para conseguir la felicidad verdadera*, Almuzara, Sevilla, 2017.

AYLLÓN, José Ramón, y MUÑOZ, María, *555 joyas sobre la sabiduría. La felicidad según los clásicos*, Martínez Roca, Barcelona, 2010.

BEN-SHAHAR, Tal, *Happier*, McGraw Hill, Nueva York, 2018.

—, *The Pursuit of Perfect*, McGraw Hill, Nueva York, 2023.

BISQUERRA, Rafael, *Universo de emociones*, PalauGea Comunicación, Valencia, 2022.

BLAKEMORE, Colin, *Mechanics of the Mind*, Cambridge University Press, Cambridge, 2019.

BRUCKNER, Pascal, *La euforia perpetua*, Tusquets, Barcelona, 2001.

CASTELLANOS, Nazareth, *Neurociencia del cuerpo. Cómo el organismo esculpe el cerebro*, Kairós, Barcelona, 2022.

CHOMSKY, Noam, *Language and the Mind*, Harcour, Nueva York, 2008.

CLARK, David, *Cuaderno de trabajo de los pensamientos negativos*, Desclée de Brouwer (col. Serendipity Maior), Bilbao, 2022.

CONLAN, Roberta, *States of Mind*, John Willey and Sons, Nueva York, 2009.

DAMASIO, Antonio, «Emotion in the Perspective of an Integrated Nervous System», *Brain Res Rev.* 26, 1998, pp. 83-86.

—, *En busca de Spinoza. Neurobiología de la emoción y los sentimientos*, Destino, Barcelona, 2022.

EDELMAN, Gerald M., y TONONI, Giulio, *A Universe of Consciousness*, Basic Book, Nueva York, 2020.

EKMAN, Paul, *El rostro de las emociones*, RBA, Barcelona, 2017.

EKMAN, Paul; FRIESEN, Wallace, y O'SULLIVAN, Maureen, *The Handbook of Cognition and Emotion*, John Wiley and Sons, Sussex, 2015.

FELIÚ, María Helena, y GÜELL, María Antonia, *Relación de pareja*, Martínez Roca, Barcelona, 1992.

FERNÁNDEZ DE LA MORA, Gonzalo, *Sobre la felicidad*, Ediciones Nobel, Oviedo, 2001.

FRAZZETTO, Giovanni, *Cómo sentimos*, Anagrama, Madrid, 2023.

FREUD, Sigmund, *La interpretación de los sueños*, Biblioteca Nueva, Madrid, 2001.

FUENTE, Ramón de la, y ÁLVAREZ-LEEFMANS, Francisco, *Biología de la mente*, Fondo de Cultura Económica de México, México, 2008.

GIMÉNEZ AMAYA, José Manuel, y SÁNCHEZ-MIGALLÓN, Sergio, *De la neurociencia a la neuroética*, Eunsa, Navarra, 2010.

KANDEL, Eric R., *et al.*, *Principles of Neural Science*, McGraw Hill, Nueva York, 2018.

KÜBLER-ROSS, Elizabeth, *La muerte: un amanecer*, Luciérnaga, Barcelona, 2005.

KUBY, Gabriele, *La revolución sexual global*, Didaskalos, Madrid, 2017.

LIPTON, Bruce, *The Biology of Belief*, Promethean Press, Nueva York, 2019.

LLANO, Alejandro, *La vida lograda*, Ariel, Barcelona, 2021.

MARÍAS, Julián, *La felicidad humana*, Alianza Editorial, Madrid, 1987.

—, *La educación sentimental*, Alianza Editorial, Madrid, 1994.

MARINA, José Antonio, *Diccionario de los sentimientos*, Anagrama, Madrid, 1999.

MEDVEDEV, Zhores, y MEDVEDEV, Roy, *A Question of Madness*, Penguin Books, Harmondsworth-Middelsex, 2001.

MLODINOW, Leonard, *Emocional. Cómo los sentimientos moldean nuestro pensamiento*, Crítica, Barcelona, 2023.

MORA, Francisco, *¿Cómo funciona el cerebro?*, Alianza Editorial (col. Alianza Ensayo), Madrid, 2022.

ORTEGA Y GASSET, José, *Estudios sobre el amor*, Ed. Revista de Occidente, Madrid, 1983.

RAMÓN Y CAJAL, Santiago, *Recuerdos de mi vida*, Alianza Editorial, Madrid, 1981.

ROJAS-ESTAPÉ, Marian, *Cómo hacer que te pasen cosas buenas*, Espasa, Madrid, 2019.

—, *Encuentra tu persona vitamina*, Espasa, Madrid, 2022.

ROLLS, Edmund T., *The Brain and Emotion*, Oxford University Press, Oxford, 2009.

SONNENFELD, Alfred, *El arte de la felicidad*, Almuzara, Córdoba, 2023.

TRILLO-FIGUEROA, Jesús, *La ideología de género*, Libros Libres, Madrid, 2014.

TURNER, Samuel M., y BEIDEL, Deborah C., *Tratamiento del trastorno obsesivo-compulsivo*, Martínez Roca, Barcelona, 1994.

UGARTE CORCUERA, Francisco, *El camino de la felicidad*, Rialp, Madrid, 2019.

ZACARÉS, Juan José, y SERRA, Emilia, *La madurez personal: perspectivas desde la Psicología*, Pirámide (col. Psicología), Madrid, 1998.

ZEKI, Semir, *Una visión del cerebro*, Ariel, Barcelona, 2018.

ÍNDICE DE MATERIAS

En **negrita** se señalan las páginas del capítulo dedicado a la materia.